10 MANERAS DE SER BELLA Y NO MORIR EN EL INTENTO

EDITORIAL
SHANTI NILAYA

10 MANERAS DE SER BELLA Y NO MORIR EN EL INTENTO
D.R. © 2023 | Dr. Marco Antonio Conde Pérez
1a edición, 2023 | Editorial Shanti Nilaya®
Diseño editorial: Editorial Shanti Nilaya®

ISBN | 978-1-961809-69-7
eBook ISBN | 978-1-961809-70-3

www.editorial.shantinilaya.life

10 MANERAS DE SER BELLA Y NO MORIR EN EL INTENTO

AGRADECIMIENTOS

Primero, quiero agradecer a Dios, por todo lo que me ha dado, y a la Virgen María, por siempre cuidar de mí.

A mi madre, que es mi mejor amiga, mi peor juez pero, sobre todo, quien me enseñó este mundo maravilloso que es la estética.

A mis hijas, que son la luz de mis ojos, mi mejor legado a este mundo, mi inspiración.

A mi padre, por confiar en mí y siempre estar presente enseñándome el camino de la rectitud y el trabajo.

A la vida, por lo que viene.

Y a mi exesposa, por todo lo que me ha dado y me enseñó.

ÍNDICE

PRÓLOGO

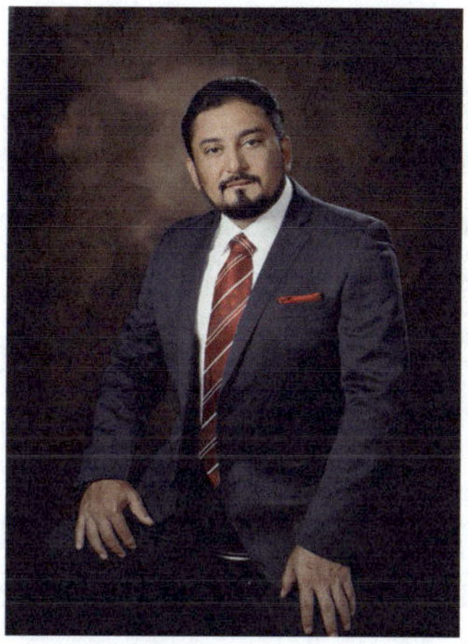

Hola. Espero que este libro te ayude a despejar algunas dudas, si es que tuvieras la inquietud de hacerte un procedimiento ya sea de medicina estética o de cirugía estética. Mi objetivo es ayudarte. En mi experiencia, he visto muchas pacientes cometer errores por falta de información. Y es que aunque hay mucha "información" en internet, no toda es cierta o es información manipulada; sin olvidar mencionar que muchas veces el marketing digital que podemos encontrar en redes sociales nos hace tomar decisiones equivocadas.

Me presento contigo mi querida lectora(or). Soy el Dr. Marco Antonio Conde Pérez, egresado de la Facultad de Medicina de la Universidad Autónoma de Guadalajara (egresado del examen profesional con calificación perfecta de 10). Soy Especialista en Estética y Longevidad, así como Maestro en Medicina Estética y Maestro en Cirugía Estética. Rector de la Universidad del Conde y Presidente de la Federación y los Colegios de Medicina y Cirugía Estética de México. He presidido veintiséis Congresos Internacionales de Medicina Estética, Cirugía Estética y Obesidad. Director del programa 'Mírate y Sé Feliz', de la Fundación del Conde, único en su tipo porque está dirigido a pacientes de escasos recursos que requieren realizarse una cirugía estética y en donde los apoyamos de manera gratuita, empezando desde apoyo psicológico, pasando por el seguimiento de medicina y cirugía estética, nosotros nos hacemos cargo del pago de quirófanos, honorarios de los cirujanos, instrumentistas, anestesiólogos, rehabilitadores, psicólogo, etcétera. Esta fundación tiene diez años de existir lo puedes verificar en sus redes sociales donde hay bastantes testimonios sobre el trabajo y alcance que hemos logrado.

También soy columnista desde hace muchos años y últimamente director de la Especialidad de Cirugía Estética. Por mis manos han pasado más de dos mil quinientos médicos para prepararse en el área de la medicina y la cirugía estética. He estado pendiente de su entrenamiento y me siento muy orgulloso de ellos.

Hablando en lo personal, soy un hombre feliz, padre, hijo; un hombre pleno y decidido a que todos, si ponemos un granito de arena nuestro mundo puede ser mejor.

La medicina y la cirugía estética no son una vanidad, tienen un impacto muy fuerte en el apoyo psicológico de las pacientes. La autoestima y la seguridad en los pacientes, se traduce en una mejor persona, alguien más feliz, y esa felicidad se transporta a la familia, a los hijos, a la pareja, a todo su entorno social del paciente, haciéndola mucho más feliz.

Visita nuestras redes sociales. Ve los testimonios de muchas mujeres a las que hemos podido ayudar.

Todo lo que se recabe de este libro ayudará a seguir apoyando a mujeres de escasos recursos para tratamientos gratuitos.

Recuerda: La felicidad está en ti, y nadie más. Abrázala. Cuídala.

Tu amigo: Doctor Marco Antonio Conde.

CAPÍTULO 1:

¿Cómo escoger a tu médico?

Pregunta básica pero trascendente, puesto que de esta va a depender mucho el éxito o fracaso del procedimiento al que te quieres someter.

Lo primero que debes decidir es si es un procedimiento de medicina o cirugía estética, pues de ahí partimos.

Cabe hacer un paréntesis: en ningún momento estoy considerando cosmetólogas, entrenadores de gimnasio o a la comadre de la esquina que tiene su "*spa*", independientemente de que cada uno de ellos puede ser muy bueno en sus áreas, pero cuando hablamos de los procedimientos que encontramos en este libro, ellos no tienen realmente nada que hacer en temas de cirugía y medicina estética.

El primer error que comete una paciente es dejarse inyectar una sustancia que desconoce, por alguien que nunca tuvo la formación ni el conocimiento en anatomía, bioquímica, fisiopatología y farmacología de ese producto o de la zona del cuerpo que va a intervenir. ¡Vaya desastres se causan por esto! De entrada, no culpo a las personas que sin ser médicos lo intentan si lo hacen por un fin estético, ya que es un sueño para muchos poder hacer arte en el cuerpo humano, pero deben entender sus limitantes y de ninguna manera poner en riesgo a un paciente. Aunque, hay otra clase de estas personas que lo hacen por dinero, y es que ese tipo de personas no tienen perdón de Dios.

En resumen, este tipo de procedimientos siempre deben ser realizados por un médico.

Pero ahora viene la pregunta crucial: ¿qué clase de médico? Para contestar esta pregunta, primero te debo hacer otra: Cuándo tú vas al Instituto Mexicano del

Seguro Social, el Instituto de Seguridad y Servicios Sociales de los Trabajadores del Estado o cualquier clínica de la Secretaría de Salud o de alguna otra dependencia de Gobierno (que es donde se forman la mayoría de los médicos que se dedican a la estética), ¿has visto que te puedan hacer un procedimiento estético en estos hospitales? La respuesta es ¡NO! Está prohibido que se lleven a cabo procedimientos estéticos en este tipo de hospitales o clínicas de gobierno. Y es que, según la normativa de gobierno, está prohibido porque estos procedimientos son para pacientes sanos, y la infraestructura de salud está pensada para pacientes enfermos que requieren algún tratamiento médico.

Entonces, ¿a quiénes recurrir? Bueno, debo ser sincero contigo, existen médicos generales que toman un curso de un fin de semana, en donde al final les dan un diploma sin valor, y sólo con eso se ponen a trabajar. Esto, desde mi punto de vista, está mal porque no tienen una formación académica ni una verdadera pericia para realizar alguno de estos tratamientos, por lo que pueden causar accidentes.

¿Qué me sugiere, doctor? Te sugiero que el médico que te vaya a atender tenga un título y cédula profesional con la palabra 'estética', porque de esta área es el procedimiento que te quieres realizar: un procedimiento estético. El médico, también debe tener un título y cedula profesional, verificables en el portal de la Dirección General de Profesiones, en donde debes asegurarte de que cuenten con la palabra estética.

Posteriormente a cerciorarte de que es un médico que tiene título y cedula profesional verificable, debes revisar que este adherido y certificado, porque solo sí podemos pasar al siguiente punto, que es la empatía. Te explico a qué me refiero con eso. Tu médico siempre debe proyectarte confianza y seguridad, porque, en el caso de la cirugía estética, va a ser una persona que va a estar contigo en todo momento, que te cuidará y atenderá en una situación vulnerable. Él te va a consolar y cuidar cuando tengas dolor, etc. Es por ello que la relación médico-paciente debe ser buena. Si tú ves que es un médico que apenas termina se va, que deja de ver o darles seguimiento a sus pacientes, mi recomendación es que no te operes con él, porque, cuando lo necesites, no va a estar para ti. Y, peor aún, si es un médico foráneo, que viene a operarte a tu ciudad y se va, ¿cómo es que va a estar al pendiente de ti y tus necesidades, así como de tu progreso de la cirugía?

Lo mejor siempre es ver también el trabajo previo del doctor que te interesa, pedir referencias o recomendación, para posteriormente poder tomar una decisión más informada. No siempre el médico más caro es la mejor opción. Yo conozco a médicos que cobran muy caro, y su trabajo deja mucho que desear; así como también conozco médicos que sus honorarios son más modestos, y su trabajo y labor con el paciente es excelente.

A razón de broma, el que escribe este libro ya no cobra honorarios de sus procedimientos, al contrario, incluso les ayudo con los gastos muchas veces y eso lo puedes verificar a través de la Fundación del Conde, pues ahí hay muchos testimonios de la labor de tu servidor en estos últimos diez años.

Yo sé que muchos médicos quisieran poder tener la bendición de ya no necesitar cobrar por su trabajo y de sólo hacerlo por amor, pero no tienen esa fortuna. Pero, a mí como empresario me ha ido bien, por lo que ya no necesito de esos honorarios. Pedirle más a Dios sería codicia. Al contrario, siento que es mi responsabilidad regresar algo de lo mucho que él me da.

En conclusión, los puntos que debes tomar en cuenta para elegir la mejor opción médica para ti son:

- Que sea médico de formación.
- Título profesional con la palabra 'estética'.
- Cédula profesional con la palabra 'estética'.
- Que transmita confianza, seguridad y empatía.
- Que tenga buenas referencias y recomendaciones de su trabajo.

También quiero aclarar para que no haya confusión con uno de los puntos anteriores. Cuando hablo de la palabra *estética*, me refiero a medicina o cirugía estética. Tú también eres responsable de la elección. Si ves que el médico tiene un consultorio con todos sus permisos, adelante. Si ves que es un médico que opera en un quirófano que cumple con toda la normatividad, adelante. Pero si es un médico que te quiere realizar un procedimiento de cirugía dentro de un consultorio o en otro lado que no es un quirófano, ¡corre! Si hablamos de procedimientos menores o no invasivos, estos sí se pueden aplicar en un consultorio, como en el caso de la toxina botulínica, ácido hialurónico, aparatología, etc.

Ah, pero también te puedes encontrar más trampas. Existen varias "A. C." o asociaciones de médicos y que se denominan "certificados". pero tú sabes que una asociación civil se puede conformar por cualquier ciudadano, en donde tu escoges el nombre que quieras y listo. Por eso te comento de la importancia de revisar su título y cédula profesional. Esto es crucial.

Siendo concreto, en este libro te puedo recomendar a cirujanos plásticos, estéticos y reconstructivos (que tienen la palabra estética en su cédula, no en un papel donde pueden pagar y ponérselo), no así a cirujanos plásticos y reconstructivos. Te puedo recomendar a los maestros en cirugía estética, y si es de medicina estética el procedimiento que te piensas realizar, te puedo recomendar a los Especialistas en Estética y Longevidad, y a los Maestros en Medicina Estética, al fin y al cabo es medicina estética lo que tú te vas a realizar, por lo que lo lógico es que la cédula diga medicina estética.

Sé que he dicho cosas que pueden no cuadrar, pero en la figura I.1, te dejo las pruebas sobre lo que te he dicho de los hospitales públicos donde se entrenan muchos médicos que son muy buenos en la cirugía reconstructiva, pero no en la estética.

Por eso mismo te reto. Te reto a que vayas a un hospital público y pidas que te pongan toxina botulínica para las líneas de expresión, rellenos faciales para los surcos nasogenianos o hilos tensores. Es obvio que te van a decir que esos procedimientos no se hacen en los hospitales públicos; es por eso, que esos médicos tienen cero experiencia en ello.

Aquí te anexo las contestaciones de los hospitales públicos en donde dicen que no sólo no se hacen esos procedimientos, sino que están prohibidos realizarse procedimientos estéticos, porque obviamente los hospitales públicos existen para poder tratar a pacientes con cáncer, diálisis o alguna otra de muchas enfermedades serias.

Por lo anterior, es importante entender que hay algunos médicos que son cirujanos plásticos, estéticos y reconstructivos, y otros que sólo son plásticos y reconstructivos. Te lo adjunto en la respuesta en la figura I.5 en donde dice claramente que el Examen Nacional de Residencias Médicas (ENARM) sólo es exclusivo para la especialidad en Plástica y Reconstructiva. Tú saca tus propias conclusiones.

Lo importante es que una cédula incluya la palabra estética en su formación, porque de eso es el tratamiento para lo que vas, no vas a que te atiendan por una quemadura. También, lo importante es que un médico sea empático, que esté al lado de ti, que no te suelte, que te responda en caso de complicaciones.

En nuestra plataforma SCAE, en donde llevamos todos los procedimientos de los últimos dos años. Tenemos todo digitalizado: historia clínica, fotografías de pacientes en pre y post, a los seis meses, al año, etcétera; De 2130 pacientes en dos años, nuestro porcentaje de complicaciones es del .08 %, un porcentaje que ya lo quisiera cualquier otra especialidad médica. Esto es producto de protocolos y de cuidados que se tienen para que el paciente pueda llegar a estos resultados.

Créeme: Los que nos dedicamos a esto lo hacemos con mucho amor, conciencia, tecnología y arte. Y si tú llegas con un buen médico, seguramente tendrás una excelente experiencia.

Por eso, solamente te pido que sigas los tips que te estoy dando; nada tienen que ver con lo ostentoso que pueda ser el consultorio del médico o su sala de espera, ni tampoco con lo caro que cobre, ni con si sale en la televisión o en revistas; al final son los pacientes, las recomendaciones de boca en boca los que terminarán avalando el trabajo de nosotros quienes nos dedicamos a esto.

IMSS

INSTITUTO MEXICANO DEL SEGURO SOCIAL

UNIDAD DE ENLACE

"2011, Año del Turismo en México".

29 de agosto de 2011.

A QUIEN CORRESPONDA
P R E S E N T E

Hacemos referencia a su solicitud con folio **0064101692411** presentada ante el Instituto Mexicano del Seguro Social a través del INFOMEX Gobierno Federal, de conformidad con el artículo 42 de la Ley Federal de Transparencia y Acceso a la Información Pública Gubernamental (LFTAIPG), nos permitimos notificarle la **Dirección de Prestaciones Médicas,** informa lo siguiente:

Con relación a la solicitud de información folio 0064101692411, donde se hizo la siguiente petición: "Requiero saber el numero de intervenciones quirúrgicas con fines meramente estéticos exclusivamente, el procedimeinto realizado, la fecha en la que se realizarón y los hospitales donde fueron efectuadas del mes de enero de 2010 a la fecha, señalando además los montos aproximados que costaron dichas intervenciones al pueblo mexicano dichas intervenciones. En específico, los procedimientos realizados en las instalaciones del ISSSTE, IMSS y SSA", le manifiesto lo siguiente:

De conformidad con el Art. 42 del Reglamento de Servicios Médicos del IMSS, se hace mención que el Seguro de Enfermedades y Maternidad y los servicios médicos institucionales, no cubren las cirugías estéticas.

Sin otro particular, le reiteramos la seguridad de nuestra distinguida consideración.

Figura I.1 El IMSS no cubre cirugías estéticas de ninguna índole.

ISSSTE

DIRECCIÓN MÉDICA
SUBDIRECCION DE REGULACION Y ATENCION HOSPITALARIA
"2011, Año del Turismo en México"

OFICIO Nº DM/SRAH/ 3426 /11

19 de Octubre del 2011

Dr. Raúl Olmedo Núñez
Subdirector de Gestión
y Evaluación en Salud
P r e s e n t e

En atención a su oficio No. DM/SGES/2761/11, referente a la solicitud de información número 0063700372911, captada a través del Sistema de Solicitudes de Información del Instituto Federal de Acceso a la Información Pública relativa a:

"Solicito saber cuántos procedimientos quirúrgicos meramente estéticos (aumento, disminución de mama, liposucciones, lipoesculturas, lipectomia, blefaropastias, ect.) se realizan de manera mensual y en que unidades u hospitales pertenecientes al ISSSTE, así como cuales son los requisitos para acceder a uno de ellos ." (sic).

Al respecto, me permito informar a usted, que en el Instituto no se realizan cirugías estéticas.

"La Unidad Administrativa reconoce que está obligada a sustanciar la respuesta que proporcione de manera completa y concisa, asumiendo la responsabilidad ante una posible inconformidad del solicitante con la respuesta otorgada".

Le envío un saludo cordial.

Atentamente
El Subdirector

Dr. Sergio Barragán Padilla

c.c.p. Dr. Héctor Hurtado Reyna, Jefe de Servicios. C.I. 1349
Minutario N.C. 2059

SBP/HHR/emi**

Av. San Fernando 547 Edificio A 1er piso Col. Toriello Guerra Delegación Tlalpan México D. F. C.P. 14050
Tel. 56066268 y 54471424 red 12928 www.issste.gob.mx hhurtado@issste.gob.mx

Figura I.2 El ISSSTE no cubre cirugías estéticas de ningún tipo.

Subsecretaría de Integración y Desarrollo del Sector Salud
Dirección General de Información en Salud

SECRETARÍA DE SALUD
UNIDAD DE ENLACE
08 NOV 2011
RECIBIDO
CORRESPONDENCIA

SECRETARÍA DE SALUD

SALUD

"2011, Año del Turismo en México"

12C.6.1.9-003309/377

Oficio No. 613-DGIS/ 000987

Titular
Coordinador General de Asuntos Jurídicos y Derechos Humanos
y Presidente del Comité de Información
Guadalajara No. 46, piso 2
Col. Roma
Deleg. Cuauhtémoc
06700 México, D. F.

México, D. F. a 07 NOV 2011

Asunto: Atención a solicitud de transparencia número **0001200330911**

En atención al oficio número UE/2769/2011 con el que se envía solicitud de información conforme a la Ley Federal de Transparencia y Acceso a la Información Pública Gubernamental (LFTAIPG) con número de registro 0001200330911 y que a la letra dice: *"Solicito saber el numero de procedimientos quirurgicos meramente esteticos (aumento, disminución de mama, blefaroplastias, liposucciones, lipoesculturas, lipectomias, etc) que se realizan en la red de hospitales de la secrearía de salud, así como los requisitos para acceder a uno de estos procedimientos."*, a efecto de dar cumplimiento a lo dispuesto por los artículos 1, 2, 7, 28 fracción VIII, 41 y demás relativos de la LFTAIPG y después de haber realizado una búsqueda exhaustiva en los archivos de esta Dirección General, le comento lo siguiente:

- Nuestro sistema de información refiere a datos de morbilidad hospitalaria (egresos), en ese sentido y de conformidad con el Art. 42 de la LFTAIPG, a continuación enlisto el número de procedimientos médicos cuyo propósito no es el de mejorar el estado de la salud (cirugía plástica) registrados en las unidades hospitalarias de la Secretaría de Salud y los Servicios Estatales de Salud según entidad federativa y unidad de atención por edad del paciente y sexo, 2010.

Procedimientos Médicos [1/] Realizados en las unidades hospitalarias de la Secretaria de Salud y los Servicios de Salud en los Estados	No. Procedimientos Médicos, 2010
8531 Mamoplastia de reducción unilateral	1
8532 Mamoplastia de reducción bilateral	4
8550 Mamoplastia de aumento, no especificada de otra manera	235
8551 Inyección en la mama unilateral para aumento	13
8552 Inyección en el interior de la mama bilateral para aumento	4
8553 Implante mamario unilateral	16
8554 Implante mamario bilateral	76
8683 Operación plástica de reducción de tamaño	38
9326 Liberación manual de adherencias articulares	1
Total general	**388**

1/ De conformidad con la Clasificación de Procedimientos (Volumen 3 de la CIE-9-MC)

- No se localiza en nuestros archivos los requisitos de admisión para que un paciente se realice un procedimiento médico de cualquier índole, por lo que se declara inexistente (Art. 46 de la LFTAIPG), lo anterior de conformidad con las atribuciones de esta Dirección General descritas en el Art. 24 del Reglamento Interior de la Secretaría de Salud.

Sin otro particular, aprovecho la oportunidad para enviarle un cordial saludo.

Atentamente
Sufragio Efectivo. No Reelección
El Director General

Titular

Lic. Guadalupe Antiga Trujillo
Directora de Coordinación, Normatividad y Difusión
Firma en suplencia del Titular de la Dirección General de Información en Salud, con fundamento en el Artículo 55 del Reglamento Interior de la Secretaría de Salud publicado en el Diario Oficial de la Federación (DOF) el 19 de enero de 2004. Última reforma publicada DOF 10-01-2011.

C.c.p. Lic. David E. Waag. Director del Centro de Documentación Institucional y Servidor Público Habilitado de la Unidad de Enlace de la Secretaría de Salud. Donceles No. 39, Col. Centro Histórico, 06010 México, D.F.
JCRO/GATA/ASB

Paseo de la Reforma 450, piso 11 Col. Juárez, Del. Cuauhtémoc México, DF 06600
t +52 (55) 5514 5964 | 5514 5989 f (55) 5207 4019 www.dgis.salud.gob.mx | www.sinais.salud.gob.mx

Figura I.3 ¿Cómo estos médicos pueden salir con experiencia en medicina estética si durante su formación no la practican?

SALUD

2023 Francisco VILLA

Secretaría de Salud
[illegible]
[illegible]

SECRETARÍA DE SALUD
OFICINA DEL ABOGADO GENERAL
RECIBIDO
UNIDAD DE TRANSPARENCIA

Ciudad de México, 24 de abril de 2023
DGCES-DES-NOTA- 0252 -2023

NOTA

En relación a la solicitud **No. 330026923001518**, que señala:

"SSA
En su secretaria y sus dependencias médicas adscritas, existe algún programa de residencia/especialidad medica de "CIRUGIA PLASTICA, ESTETICA Y RECONSTRUCTIVA" con esta nomenclatura explícita y literalmente como tal, es decir, que sea un programa de estudio y que el titulo universitario con el que egresan los médicos graduados de la residencia/especialidad médica así como su cédula profesional con fines de patente, manifieste literalmente "CIRUGIA PLASTICA, ESTETICA Y RECONSTRUCTIVA", sin que conlleve algún otro tipo descripción de la especialidad mencionada" (Sic)

Con fundamento en los artículos 6, inciso A de la Constitución Política de los Estados Unidos Mexicanos; 26 y 39 de la Ley Orgánica de la Administración Pública Federal; 130 párrafo cuarto de la Ley Federal de Transparencia y Acceso a la Información Pública; 129 de la Ley General de Transparencia y Acceso a la Información pública; 1, 2, apartado B, fracción II y 18, fracción XXI del Reglamento Interior de la Secretaría de Salud.

Se informa que en el Sistema Nacional de Residencias Médicas no existe el curso de especialización médica en Cirugía Plástica, Estética y Reconstructiva.

RESPONSABLE DE LA INFORMACIÓN Y DOCUMENTACIÓN

Lic. María de Jesús Santiago Martínez
Subdirectora de Políticas Educativas en Salud

AUTORIZÓ

Dra. Magdalena Delgado Bernal
Directora de Educación en Salud

ELABORÓ

Lic. José Gabriel Torres Torres
Soporte Administrativo

Figura I.4 La misma SSA reconoce que no existe ninguna 'especialidad' en Cirugía Plástica, Estética y Reconstructiva. Siempre busca que la cedula de tu medico tenga la palabra 'Estética'.

SALUD

2023 Francisco VILLA

SECRETARÍA DE SALUD
OFICINA DEL ABOGADO GENERAL
RECIBIDO
13 JUN. 2023
UNIDAD DE TRANSPARENCIA

Ciudad de México, 1 de junio de 2023

DGCES-DES-NOTA- 0326 -2023

Asunto: Respuesta a solicitud de información

NOTA INFORMATIVA

En relación a la solicitud **No. 330026923002195**, que señala:

"Un Médico que ha estudiado en una Institución Privada, una Maestría en Cirugía Estética, con Registro de Valdez Oficial de Estudios y OTA Favorable, donde el perfil de ingreso y egreso señala que puede realizar procedimientos quirúrgicos estéticos como lipoescultura, aumento y/o disminución de mama, abdominoplastía entre otros, puede este realizarlos o requiere de cumplir con otros requisitos para su debido ejercicio profesional" (Sic)

Con fundamento en los artículos 6, inciso A de la Constitución Política de los Estados Unidos Mexicanos; 26 y 39 de la Ley Orgánica de la Administración Pública Federal; 130 párrafo cuarto y 131 de la Ley Federal de Transparencia y Acceso a la Información Pública; 129 y 136 de la Ley General de Transparencia y Acceso a la Información pública; 1, 2, apartado B, fracción II y 18, fracción XXVI del Reglamento Interior de la Secretaría de Salud.

Se informa que la Comisión Interinstitucional para la Formación de Recursos Humanos para la Salud (CIFRHS) es el órgano colegiado facultado para opinar sobre los requisitos para la apertura y funcionamiento de instituciones abocadas a la formación de recursos humanos para la salud, en los diferentes niveles académicos, lo anterior en atención a lo señalado en el ARTÍCULO TERCERO fracción VII del Acuerdo de creación de la CIFRHS, publicado en el Diario Oficial de la Federación el 19 de octubre de 1983, atento a lo anterior los Planes y Programas de Estudio del área de la salud que se someten a dictaminación del Secretario Técnico de las CIFRHS, a fin de contar con una Opinión Técnico Académica (OTA) Favorable para el Plan y Programa de Estudio, así como de su estructura curricular y perfiles de ingreso acorde al Plan y Programa de Estudio forma a profesionistas del área de la salud que cuentan con calidad educativa por lo que pueden realizar los procedimientos técnicos, clínicos y quirúrgicos determinados en ellos, ya que en su formación adquirieron las competencias, habilidades y destrezas necesarias para la práctica profesional, es importante señalar que adicionalmente deben cumplir con los requisitos que determina la autoridad Educativa Federal para el ejercicio de la profesión siendo el caso títulos y cédulas profesionales.

Figura I.5 Para un procedimiento de cirugía estética, siempre busca que tu medico cuente con titulo y cedula profesional en donde tenga la palabra 'cirugia estética' en él.

SECRETARÍA DE SALUD
OFICINA DEL ABOGADO GENERAL
RECIBIDO
13 JUN. 2023
UNIDAD DE TRANSPARENCIA

Secretaría de Salud
Dirección General de Calidad y Educación en Salud
Dirección de Educación en Salud

Ciudad de México, 12 de junio de 2023

DGCES-DES-NOTA- 0325 -2023

Asunto: Respuesta a solicitud de información

NOTA INFORMATIVA

En relación a la solicitud **No. 330026923002194**, que señala:

"Si un Médico, ha realizado estudios de Maestria en Medicina Estética, en una Institución Privada que cuenta con Registro de Validez Oficial de Estudios, que cuenta con OTA Favorable, puede realizar tratamientos de Medicina Estética?" (Sic)

Con fundamento en los artículos 6, inciso A de la Constitución Política de los Estados Unidos Mexicanos; 26 y 39 de la Ley Orgánica de la Administración Pública Federal; 130 párrafo cuarto y 131 de la Ley Federal de Transparencia y Acceso a la Información Pública; 129 y 136 de la Ley General de Transparencia y Acceso a la Información pública; 1, 2, apartado B, fracción II y 18, fracción XXVI del Reglamento Interior de la Secretaría de Salud.

Se informa que los Planes y Programas de Estudio del área de la salud que ofertan las instituciones educativas con una Opinión Técnico Académica (OTA) Favorable son programas que tienen calidad educativa de acuerdo a las políticas educativas determinadas por el Sector Salud previstas en los *"LINEAMIENTOS para obtener la opinión técnico académica de la Comisión Interinstitucional para la Formación de Recursos Humanos para la Salud, respecto de la apertura y funcionamiento de Instituciones Particulares de Educación Superior dedicadas a la formación de Recursos Humanos para la Salud"*, toda vez que pasaron por el proceso de evaluación de los nueve criterios esenciales, siendo estos los que a continuación se citan:

1. Campo disciplinar;
2. Perfil profesional;
3. Campo clínico;
4. Perfil de ingreso;
5. Estructura curricular y programas de estudio y práctica;
6. Acervo bibliohemerográfico básico y complementario;
7. Perfil del docente;
8. Infraestructura y equipamiento del plantel y/o instalaciones especiales;
9. Sistema de evaluación.

Por lo que, los profesionistas del área de la salud que se forman a través de Planes y Programas de Estudio con OTA Favorable, cuentan con los conocimientos, habilidades y destrezas señaladas en cada uno de estos, en el caso que nos ocupa si el Plan de Estudio que usted consulta, sí dentro de su malla curricular contiene tratamientos de Medicina Estética, es correcto que el maestrante graduado podrá realizarlos dentro del ejercicio de su profesión y en apego a la normatividad sanitaria aplicable.

Figura I.6 Si lo que buscas, es realizarte un procedimiento de medicina estética, tu medico deberá contar con un título y cédula profesional con la palabra 'medicina estética'.

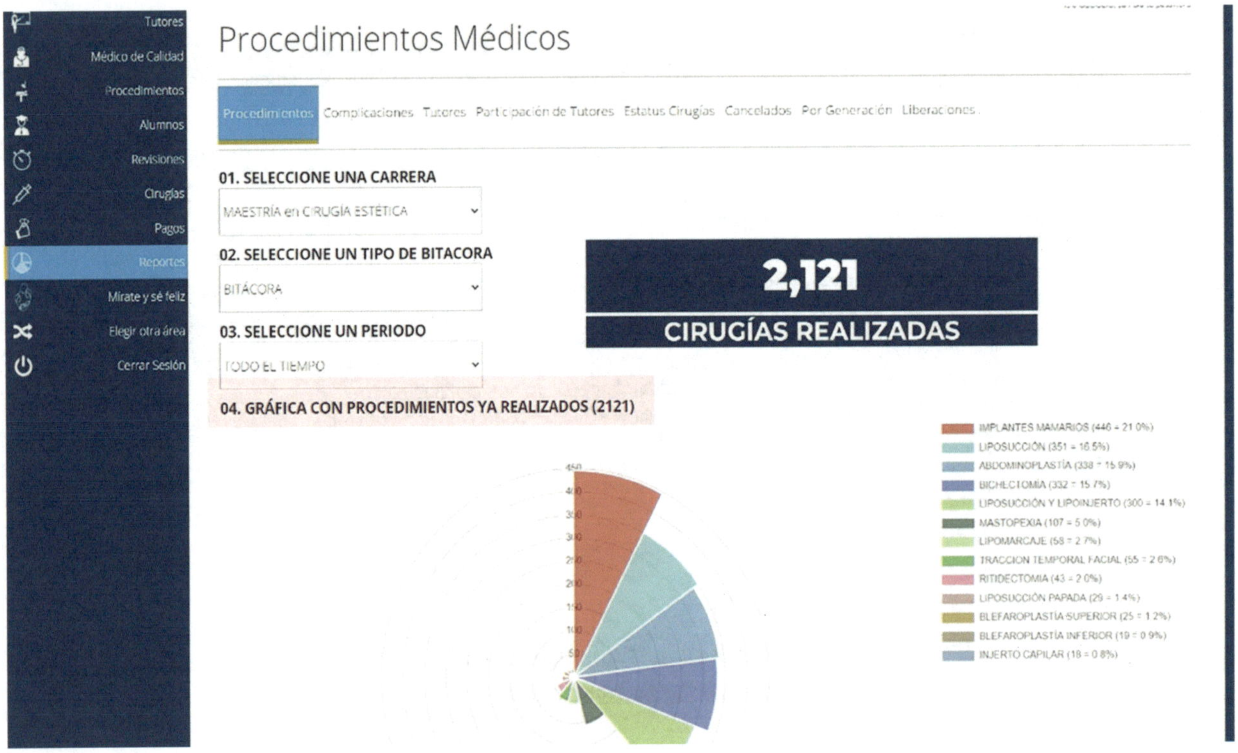

Figura I.7 La plataforma SCAE del Instituto de Estudios Superiores en Medicina, nos arroja el total de cirugías realizadas por sus alumnos y maestros, hasta el día de hoy. También nos muestra el porcentaje total de cada tipo de procedimiento.

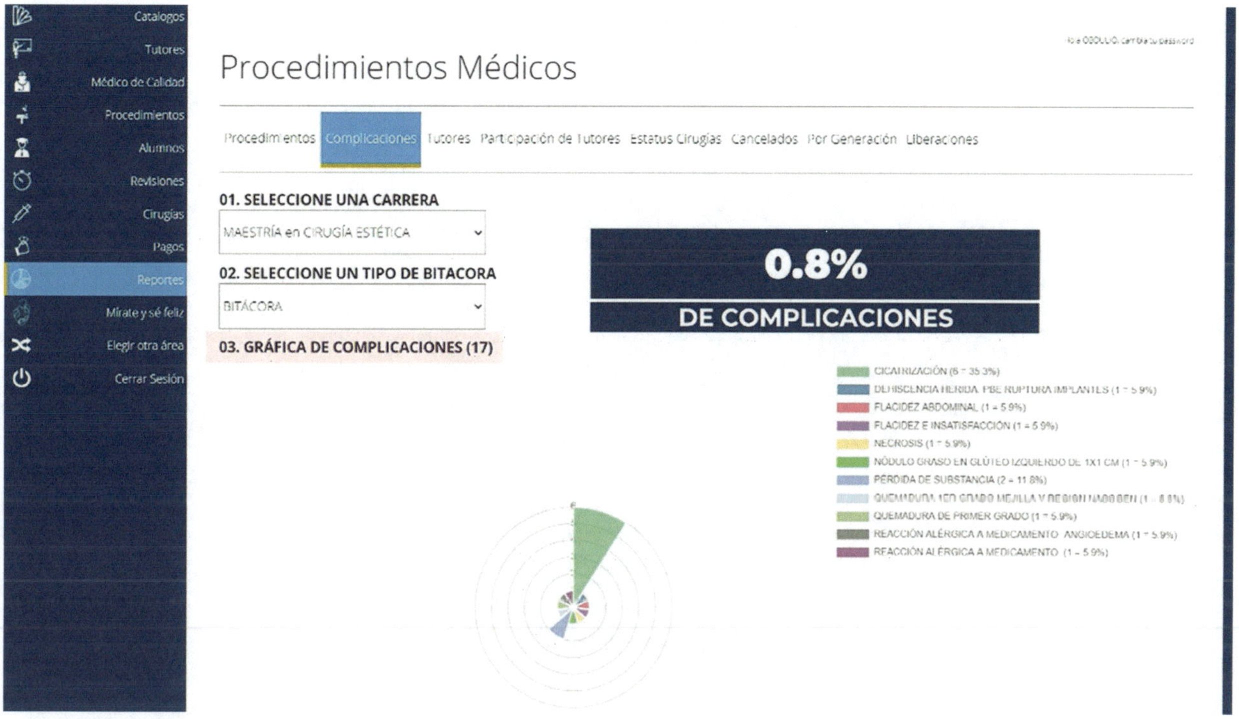

Figura I.8 Esta gráfica de la plataforma SCAE muestra el porcentaje total de las complicaciones en las 2121 cirugías del cuadro superior. También desglosa el porcentaje total de cada tipo de complicación con cero muertes, al momento.

CAPÍTULO 2:

La celulitis

La mal llamada "celulitis" es un padecimiento de lo más común; por eso decidí darle todo un capítulo en este libro. Primero, hay que llamarla adecuadamente: es una enfermedad, una paniculopatía edemato fibroma esclerótica (PEFE, por sus abreviaciones). Se refiere al tejido adiposo que tiene edema, fibrosis y esclerosis de los vasos sanguíneos, eso significa cierra los vasos. Te voy a explicar un poco de esto.

Existen cuatro grados de la celulitis, desde el más ligero hasta el más grande, que incluso llega a ser doloroso. Ahora bien, una pregunta común es por qué hay pacientes delgadas y pacientes gorditas que tienen celulitis. Esto es así porque existen pacientes que hacen mucho ejercicio y también tienen celulitis. Entonces por qué se cree que el problema está en el tejido adiposo. Porque así es, está en el tejido adiposo, pero no por lo que nosotros pensamos, creyendo que es una enfermedad del tejido adiposo. La celulitis es un problema de microcirculación y por eso afecta a todas las mujeres por igual.

¿Entonces qué es lo que está pasando? Cuando llega la circulación arterial, van todos los nutrientes, el oxígeno y factores de crecimiento de células madre, glucógeno, colágeno, elastina, etcétera, los cuales llegan hasta el último rincón de la piel y del tejido adiposo, músculos y demás.

¿Qué es lo que pasa en el tejido adiposo cuando llega todo lo antes mencionado?

Se intercambia en un sistema que se llama sistema linfático, que es el que recibe todos esos nutrientes y material celular. Todo lo que no sirve o es benéfico para nuestro cuerpo se queda ahí en el tejido linfático. Posteriormente, pasa al tejido venoso, que recoge todas las impurezas del cuerpo y se las lleva para desintoxicar nuestro organismo y poder llevarse todo eso que no nos sirve.

¿Qué es lo que pasa en la celulitis? En esta enfermedad, los vasos sanguíneos sufren una esclerosis, por eso es una enfermedad del tejido adiposo. Con una esclerosis de los vasos sanguíneos, se cierran estos. Es como si tú abrieras una llave en donde estuviera llegando un flujo constante con todos los beneficios que mencionamos antes, y de pronto la fueras cerrando poco a poco, dejando de llegar ese flujo constante cada vez menos, dejando de recibir ciertas zonas los nutrientes de los que hablamos. Posteriormente, la linfa se empieza a llenar cada vez más de desechos, porque también la circulación venosa también se esclerosa, se cierra. Por poner un ejemplo, es como un drenaje que se sirve para desechar todo lo que el cuerpo no necesita, pero al taparlo se quedan atrapadas en la linfa todas esas toxinas y ese exceso de líquido, causando edema.

¿Qué es lo que ocurre posteriormente?

Se forma fibrosis. La fibrosis es resultado del daño que se hace en los tejidos, donde se generan fibras fibroponeutoricas o tejido fibroponeurótico, que va hasta los tejidos profundos, que puede ser la fibra que recubre los músculos hacia la piel. Esto genera retracción de esta. Por eso se forma la figura de poceado u hoyos en la piel, que son lesiones más profundas debido a este tipo de situaciones.

¿Cómo nosotros podemos prepararnos para un padecimiento de este tipo?

Primero debemos entender —y recalco— que es un problema microcirculatorio. Por eso tú puedes ver pacientes muy delgaditas o pacientes muy gorditas que pueden o no tener celulitis. Es decir, le da a todo tipo de pacientes. Si fuera nada más un padecimiento del tejido adiposo o del tejido graso, las pacientes que son delgadas no tendrían celulitis. De ahí que insista en que el concepto de la enfermedad está mal entendido.

¿Cuál es el tratamiento?

Mira, déjame bajarte de la nube en la que piensas que con esas cremas tan caras que tú te estás poniendo y que venden en los establecimientos más reconocidos vas a resolver el problema pues no es así. Simplemente estás mejorando la textura de la piel porque la piel es un tejido semipermeable que no permite el paso de todas las sustancias. Tiene epidermis y dermis que impiden que entre algo; de lo contrario, cualquier cosa que tocaras te intoxicaría y te llevaría a hacia los demás tejidos profundos. Es decir, las cremas tienen cierta penetración, no más allá de la dermis o un poquito más tal vez, pero no es lo que nosotros estamos buscando para solucionarlo.

También he visto a lo largo de los años que intentan como tratamiento los masajes. Los masajes con cremas lo único que hacen es mover el edema que se quedó (acuérdate, como lo platicamos anteriormente) en la linfa. Mueven el edema para que se pueda ir en la circulación, pero no mejoran en nada la fibrosis ni la esclerosis de los vasos sanguíneos, que es el problema principal. Ayudan un poco algunos aparatos (no voy a decir marcas para no meterme en problemas) a dar una especie de masaje, aunque lo único que hacen es mover la linfa y el drenaje linfático, nada más.

¿Que hemos visto en todos estos años de tratamientos?

Bueno, hay gente que ha recurrido a la lipoescultura con unas cánulas que tienen algunos piquitos para poder romper esas bandas de fibrosis; en apariencia, de esa forma se acaba ese poceado o esas depresiones que hay en la piel. Te puedo decir que para lo único que sirve ese tratamiento es para romper la fibrosis.

Para que te pongas un poco más triste te confesaré algo: esta fibrosis (acuérdate) fue formada. O sea, tú al principio vas a ver que se acaba ese poceado, pero a los seis u ocho meses se vuelve a formar e inclusive a veces mayor. Esto, porque hiciste otro daño al causar esa ruptura con las cánulas.

Existen otros tratamientos con agujas que tienen un filo y van cortando por dentro esas fibrosis; hacen lo mismo: mejoran transitoriamente esa zona, pero no resuelven en nada la esclerosis y no mejoran ni un ápice el drenaje linfático, por lo que posteriormente se van a volver a formar es esas depresiones.

¿Hoy qué es lo que hemos visto que puede servirte para el tratamiento de la celulitis?

Yo (no llevo ninguna comisión al respeto) te podría decir que, desde hace veinte años, conozco y uso el tratamiento de carboxiterapia. La carboxiterapia realmente mejora y controla el tratamiento de la celulitis. ¿En qué sentido? Bueno, la carboxiterapia es el resultado de un aparato que lo único que hace es meter CO2 (dióxido de carbono) a la zona donde la celulitis está presente.

¿Y qué es el CO2? Cuando nosotros respiramos, inhalamos oxígeno, y cuando exhalamos, lo hacemos expulsando CO2 o dióxido de carbono, un gas inodoro, incoloro, ligeramente ácido y no inflamable. Por eso, el CO2 no es tóxico para nosotros. Ahora bien, todas las vénulas, arteriolas y los vasos sanguíneos tienen receptores para este CO2, que lo que hace es abrir dichos vasos sanguíneos. Cuando tú introduces a través de una agujita 30 g o 32 g de CO2 (eso significa que es muy delgadita, casi o más delgada que la de la insulina), no causa dolor. Algo muy importante que debes tener en cuenta es que, por favor, la persona que te la aplique sepa realmente dónde lo debería aplicar, que es en el tejido subcutáneo, esto es en donde se forma la grasita.

Si te lo ponen en la piel a nivel de la dermis, te va a causar un dolor insoportable; por eso mucha gente dice que la 'carboxi' duele horrible. Lo que pasa en realidad es que te lo están poniendo mal en una zona que no debe ser. En el tejido celular subcutáneo, donde no hay tanto dolor, y donde tenemos el problema, es el sitio correcto en que se aplica sí o sí, pues si no lo pones ahí estás causándole un daño al paciente en lugar de un beneficio.

Una vez inyectado, llega el CO2 a esas arteriolas vénulas y linfa, y las abre para tener entrada de flujo de oxígeno, nutrimentos, hormona de crecimiento, colágeno, elastina, células madre, etcétera. Además también abre la linfa y el retorno, o sea el drenaje, llevándose todos los desechos. De esta forma, realmente estamos mejorando y solucionando el problema. Para mejoría de este tratamiento, los equipos tienen un regulador que maneja el flujo de aire. ¿Qué significa eso? Que tú puedas meter el CO2 tan rápido o lento como quieras. Mi recomendación es que, si no tiene problemas de fibrosis ni de poceado o depresiones, lo metas despacio. Imagina que es como una inyección: si inyectas rápido el líquido, vas a causar mayor dolor a que si lo haces pausado. Ahora bien, si existe un problema de fibrosis, poceado y depresiones en la piel, sí te conviene meterlo un poco más rápido en el flujo, para que se pueda romper toda esa fibrosis y los problemas que esta conlleva.

Por ende, mi recomendación es que te hagas cada tercer día tu tratamiento de carboxiterapia por dieciocho sesiones. Una vez completado tu tratamiento de 18 sesiones, es recomendable que te lo hagas una vez al mes; con eso tienes para mantener los resultados y no presentar ningún problema. Otro beneficio que hemos encontrado para el tratamiento de celulitis es el uso de la mesoterapia (ya hablaremos de la mesoterapia en todo un capítulo), que no es otra cosa más que una vía de aplicación de medicamentos que ayudan a abrir los vasos sanguíneos, a quemar grasa localizada y abrir la circulación. También hay otros medicamentos para destruir la fibrosis.

Nosotros usamos una aguja 30 g por media o 30 g por 1/30, que es más profunda, aplicando simplemente el medicamento en el lugar donde se tiene que hacer. Esto, seguido de un masaje. Así podemos nosotros ayudar a la paciente a mejorar. También se le puede poner ultrasonido para que, con el agua, podamos destruir más fácilmente el tejido adiposo y mejorar los contornos corporales.

Te recomiendo que hagas este tratamiento lo hagas con un médico que tenga cédula profesional de medicina estética, para que tenga el conocimiento de aplicártelo en el lugar adecuado.

¡Ojo!: Como mencioné, hay personal no calificado que coloca la carboxiterapia en la dermis, por lo que causa un dolor insoportable. Es culpa de quien lo pone, no de la carboxiterapia en sí.

Recuerda que la alimentación y el ejercicio también ayudan y complementan el tratamiento. Además, valorar los niveles hormonales siempre es recomendable.

**Para poder ver las imágenes ilustrativas de este capítulo, escanea el código QR o visita la página web: https://10manerasdeserbellaynomorirenelintento.com*

CAPÍTULO 3:

Aumento de mama

Esta es una cirugía de lo más común, por lo cual ha crecido mucho la tecnología en las prótesis de mama. Eso sí, siempre es indispensable tener un buen producto para tener un buen resultado estético. Contamos con dos tipos de prótesis de mama: lisas y texturizadas. En lo personal, prefiero las lisas. También hay otras dos formas de prótesis: las redondas y las de gota, naturales o anatómicas. Están más en uso las redondas porque en la zona del escote hay resultado estético más favorable.

¿Qué tipo de incisiones tenemos?

Bueno, las incisiones las podemos dividir entre la axilar, que solamente es recomendable para personas de piel muy blanca (porque si no se va a ver la cicatriz); la incisión periareolar, que es alrededor de la areola del pezón, y por último la incisión del surco submamario.

Cualquiera de estos tipos de abordajes se debe elegir con el paciente en función de las ventajas y las desventajas de cada uno de ellos. Por ejemplo, en la incisión periareolar, nosotros tenemos un corte que atraviesa toda la glándula mamaria, para poder llegar al plano submuscular o al plano subglandular. Esto nos hace que causemos una fibrosis y una lesión a la glándula mamaria, además de que podemos lesionar los nervios que hay en torno a la areola y restar sensibilidad en el complejo areola-pezón.

Hoy, en cambio, la incisión del surco submamario es muy pequeña: de 4 cm máximo. Se esconde en el surco submamario que, cuando la glándula cae, la cubre por completo. Esto nos da la ventaja de que cuando nosotros hacemos una incisión, caemos directamente en el plano subglandular o submuscular. Lo anterior permite que no toquemos la mama para nada, lo cual evita muchísimas de las complicaciones que pudiéramos tener en este tipo de cirugías. ¿Por qué? Porque si la paciente por alguna razón o por un motivo hormonal tiene secreción de leche, eso puede contaminar toda la cirugía.

Ahora, ¿qué pasa en una complicación?, ¿qué complicaciones puede haber? Sangrado, un seroma o una infección. Luego hay que escoger el plano de colocación de la prótesis. El plano puede ser subglandular o submuscular. Definitivamente, la literatura ha recomendado que sea en un plano submuscular, pues, aunque en el subglandular es sin duda más fácil intervenir y da mayor proyección, pero como no hay nada que lo sostenga ni que les dé rigidez o soporte a las mamas, en ese abordaje, en un par de años, las mamas van a presentar una caída y se tendría que volver a realizar la cirugía.

En cambio, en el plano submuscular, que es el que está debajo del pectoral mayor, quedan envueltas las prótesis dentro del pectoral mayor; esto les da un sostén que las mantendrá fija por años y con menor índice de contractura capsular, que es una de las complicaciones que podemos encontrar en la cirugía. Por todos estos motivos, mi recomendación es que definitivamente sea el plano submuscular. Claro, esto causa un poquito más de dolor y que la recuperación sea un poquito más lenta, pero el resultado a largo plazo es muchísimo mejor.

En el tipo de anestesia, se ha tratado de hacer con anestesia local. En lo personal, creo que a la anestesia local se puede sumar otro tipo de anestesia. Hacerlo con pura anestesia local es muy, muy doloroso, porque tendría que agregarse una sedación al paciente, y eso puede causar una serie de problemas. Después tenemos los bloqueos, que, hablando de cirugía de mama, hablamos de bloqueo altos. A mí no me gustan los bloqueos altos, por qué paralizan músculos y puede generalizarse el bloqueo, causando una depresión respiratoria. En una cirugía de aumento de mama, prefiero desde un principio una anestesia general bien planeada, sin prisas, no a las carreras, en donde se hace una buena valoración; con esta, en cuarenta minutos estamos fuera sin mayor problema.

También se puede hacer el bloqueo alto con sedación y algo de anestesia local. Esto trae buenos resultados, pero es importante que el anestesiólogo esté al pendiente de que no se vaya a generalizar el bloqueo en este tipo de pacientes. Hablando más de complicaciones, entre las más comunes encontramos infección. Si no lo haces en un hospital y una clínica muy bien equipada y que cumpla todos los requisitos que se deben tener, el riesgo de infección está muy presente. En segundo lugar, tenemos seroma, que no es más que un cúmulo del líquido que se tiene que drenar y eso se resuelve el problema. Y también tenemos los hematomas, que se forman cuando no se hizo una buena hemostasia en un sangrado o en un momento en que el paciente, estando posoperatorio, hizo un esfuerzo rompiendo vasito sanguíneo, causando el hematoma.

Hay veces que hay que volver a entrar al quirófano cuando el hematoma es fuerte. Esta es una detección que tiene que ser oportunamente dibujada. Por eso es tan importante que el paciente permanezca las primeras veinticuatro horas dentro de un hospital.

Yo sé que hoy está de moda, por economía, que la paciente entre en la mañana a cirugía y en la tarde ya esté dada de alta en su casa, pero, en lo personal, prefiero que mi paciente permanezca una noche en el hospital, ya que de esta forma la estamos valorando en su evolución, la vamos revisando y vemos que no tenga complicaciones; además podemos administrarle analgésicos, que son por vía intravenosa, y acompañarla para ir al baño a fin de evitar accidentes, se evitan derrames, etc.

A algunas pacientes se les puede dejar un drenovac, que no es más que un drenaje para que esté saliendo en líquido. Dependiendo de la habilidad del cirujano al dejar este drenaje, si todo sale bien a los pocos días se retira para que ya se pueda cerrar la herida completamente. En lo personal, no dejo drenajes, porque creo que, si haces una buena hemostasia, no es necesario.

En los cuidados post operatorios, es muy importante que la paciente se faje muy bien y guarde reposo. Sobre esto, un consejo que le doy es que no suban los brazos arriba del nivel de la glándula mamaria, porque eso estira la cicatriz, lo que la hace más grande y la hace más hipertrófica. Eso, más el reposo, es suficiente para tener los cuidados necesarios suficientes para el proceso de recuperación de la mama; además de los analgésicos y el antibiótico. Pero por sobre todo, es imprescindible la valoración en los primeros tres días de la paciente; posterior, el doctor valora el retiro de los puntos que puede ocurrir a los siete o diez días, dependiendo la cicatrización propia de nuestra paciente.

Como anécdota, te puedo contar que he tenido de todo: pacientes que se han sentido muy bien, sin dolor. Pero ha habido otros casos. Por ejemplo, el de una de mis pacientes que, a los siete días, al sentirse tan bien, se fue a un viaje a la playa para lucir sus nuevas prótesis de mama. Afortunadamente, no pasó de un regaño por mi parte, pero el riesgo fue demasiado.

También tuve una paciente que a los tres días después de la cirugía de mama se sentía tan bien que se fue a un juego de futbol soccer y en donde la bañaron de cerveza. Al día siguiente, presentó un cuadro de infección, la cual, por fortuna, se resolvió adecuadamente.

Hoy, hay muchos, muchos casos de pacientes que por sentirse bien quieren hacer su vida y rutina normal, cuando está claro que por lo menos deben guardar quince días de reposo absoluto y esperar un mes para que esté cicatrizada la herida.

Ahora, ¿qué es lo que pasa en el plano submamario?

Puede haber una contractura en el músculo pectoral mayor que provoque que se suba la prótesis. Entonces hay que esperar a que baje la prótesis para que se coloque en el lugar que debe tener. Eso tarda aproximadamente de uno a dos meses.

También se pueden dar complicaciones como la contractura capsular, que es cuando el cirujano no dejó un bolsillo (como le llamamos nosotros), una bolsa, la cual debe ser suficientemente amplia para que la prótesis pueda estar adentro, y entonces la cicatrización contracture y encapsule o presione la prótesis de mama.

¿Qué mitos existen sobre este procedimiento?

La duración es uno de ellos. Se dice que las prótesis duran diez años. Bueno, hoy en día existen prótesis que pueden durar toda la vida, pero por estética se recomienda seguir haciendo el cambio de la prótesis entre los diez y quince años, para que estéticamente se vean bien. Esto tiene que ver porque ya no es lo mismo una prótesis nueva que una prótesis de diez años, aunque las nuevas prótesis tienen incluso garantía de por vida. Durante la lactancia, no hay ningún problema, sobre todo si la cirugía se llevó a cabo en el plano submuscular, pues no tocamos para nada la glándula mamaria, así que no tendría por qué afectar para nada la lactancia en la maternidad.

En conclusión, este es un procedimiento muy seguro y común, en el cual nada más hay que tener la valoración adecuada para un buen resultado, además de un muy buen acompañamiento de nuestro paciente todo el tiempo. Recomiendo siempre realizar este procedimiento con un cirujano que lleve las palabras cirugía estética en su cédula profesional.

Para poder ver las imágenes ilustrativas de este capítulo, escanea el código QR o visita la página web: https://10manerasdeserbellaynomorirenelintento.com

CAPÍTULO 4:

Otras técnicas quirúrgicas

Otras técnicas quirúrgicas de las cuales vamos a hablar son el aumento en glúteos y pantorrillas, y la cirugía de Bichat.

Glúteos

Bueno, en glúteos solamente contamos con lipoinjerto, que no es más que la grasa que sacamos en una liposucción del abdomen, cintura y espalda, la cual después preparamos e injertamos en los glúteos dando la forma y proyección deseada. De ese procedimiento, aproximadamente el 40 % de esa grasa que nosotros pongamos va a desaparecer, por lo que nos vamos a quedar con el 60 %.

Los glúteos son una parte muy importante de la belleza femenina, pero no debemos caer en errores.

Otro tratamiento son las prótesis de glúteos, que van por debajo del glúteo mayor, pero es un tratamiento el cual es delicado porque la paciente tiene que pasar un mes boca abajo después de la colocación de las prótesis, debido a que el glúteo mayor, el glúteo menor y el glúteo medio son muy dinámicos. Para estar parado ocupas los glúteos; para mover las piernas, ocupas los glúteos, para subir las escaleras. Como puedes ver, entonces no dejarías descansar los glúteos.

Por lo anterior, se hace una incisión en la línea interglútea, así como una disección. Llegamos al glúteo, lo separamos y metemos la prótesis. Esa es la parte fácil. La parte difícil es que el paciente cumpla con los cuidados postoperatorios.

Hoy en día, ya hay un par de inyectables que cuentan con permiso de salubridad, mas no me atrevo en este libro a recomendarlos, porque para mí no han pasado "la prueba del tiempo". La prueba del tiempo es muy importante para mí y es algo que les digo a mis alumnos, a mis médicos: puede salir la cosa más nueva, pero a los dos años ya hay complicaciones. Y con estas complicaciones, tú ya formas parte de las estadísticas y de todas las complicaciones y a mí no me gusta ser parte de estas. Por eso prefiero que mis compañeros, que son más aventados que yo, sean quienes tengan las complicaciones y me cuenten cómo les fue y cómo las resolvieron.

Posteriormente, quisiera mencionar que debemos tener mucho cuidado, porque hoy en día todavía hay pacientes que siguen cayendo en manos de criminales que inyectan polímeros o metacrilato, que es para mí el mayor desastre en la historia de la estética. Hablo de casas comerciales o laboratorios sin escrúpulos que las venden a diestra y siniestra, y dan cursos de uno o dos días horas sobre estos productos que se ponen en glúteos, cara, mama o pantorrilla. Esto provoca una migración del producto a alguna otra parte del cuerpo, un problema circulatorio, una reacción de parte del cuerpo extraño, a lo cual se le ha dado el nombre de una enfermedad llamada alogenosis.

Desgraciadamente, si pasara de inmediato sería más fácil de detectar, pero hay veces que en cinco o más años para que se presente el tiempo de latencia, por lo que el retiro es muy complicado, muy difícil, y los riesgos son muy altos: puede llegar esa sustancia hasta una boya pulmonar.

Hay casos como el de Alejandra Guzmán, en donde un médico mexicano casi la mata por inyectarle estas sustancias en sus glúteos. La mayoría de los médicos que aplican este tipo sustancias vienen de fuera y es que son procedimientos que fueron muy comunes en Colombia y Venezuela. Desgraciadamente, las modas llegaron a nosotros.

También he tenido en mi consultorio pacientes que me dicen: "mire, Doctor, este es el producto que me va a aplicar 'equis' Doctor". Lo que veo es que llegan al descaro tan grande de ponerle a ese producto la etiqueta de uno que sí es bueno y tiene los permisos. Lo que les digo en esos casos es: "Revisa en internet la presentación de este producto, solamente hay de 1 ml, y este que te dieron es de 500 ml, no existe esa presentación". Entonces estamos ante una serie de charlatanes con muy mal corazón.

Otra de las principales complicaciones pudiera ser que se abra la herida. Una más, la infección propiamente de la herida, porque es una que por la misma limpieza diaria y al estar cerca del ano, se puede infectar.

Pantorrillas

La cirugía de pantorrillas es una cirugía que se puede hacer fácilmente. Es una incisión que se realiza en el hueco poplíteo, en la hendidura y en el pliegue que normalmente se hace a la hora de cerrar. Estas prótesis tienen una forma ovalada, recta y se ponen por debajo del músculo. Hay que tener cuidado porque hay veces que muchas veces estas prótesis pueden causar una presión sobre los vasos sanguíneos, causando parestesias o calambres. La herida debe cuidarse muchísimo; si no, queda muy gruesa. El uso de zapatillas ayuda muchísimo para que no cause dolor y se puedan mejorar los resultados.

Bichectomía

La bichectomía es un procedimiento que busca retirar las bolsas de Bichat, que son unas estructuras que le dan forma al contorno de nuestras mejillas y que esa es su única función. Dicho procedimiento consiste en que, a nivel del segundo molar, se hace una aplicación de anestesia y se hace una incisión. Se diseca, se llega a la bolsa, se separa, se abre, se corta, se coagula, se extrae, se sutura y listo. Como cuidados posteriores, no se debe comer sólidos por algunos días, además de hacer unos enjuagues con un medicamento antiséptico para nuestra boca. Con esos cuidados, el máximo de recuperación es de una semana. Yo lo recomiendo mucho, ya que da un contorno en la cara muy bonito, agradable y estético.

Muchos, al día de de hoy, la siguen poniendo en entredicho cuando tiene muchísimos años de estar en el mercado y de tener resultados a la vista. Yo en lo personal, les digo que me hice el procedimiento de la bichectomía.

10 MANERAS DE SER BELLA Y NO MORIR EN EL INTENTO

IMPLANTE DE GLÚTEO

10 MANERAS DE SER BELLA Y NO MORIR EN EL INTENTO

BICHECTOMÍA

10 MANERAS DE SER BELLA Y NO MORIR EN EL INTENTO

CIRUGÍA DE PANTORRILLA

**Para poder ver las imágenes ilustrativas de este capítulo, escanea el código QR o visita la página web: https://10manerasdeserbellaynomorirenelintento.com*

CAPÍTULO 5:

Abdominoplastia

La abdominoplastia es un tratamiento que debe realizarse completamente en un quirófano. No hay miniabdominoplastias. Hay abdominoplastias planeadas que tienen incisiones, algunas más pequeñas que otras, pero el tratamiento es el mismo.

Es muy importante conocer las indicaciones porque hay veces en que los médicos —y espero que sea un médico el que la realice— quieren hacer una lipoescultura donde hay flacidez en la piel. Lo que esto va a generar es que quede más piel colgante, lo que conlleva un problema aún mayor.

Nosotros debemos tener las mediciones constantes (como se ve en el diagrama que estoy poniendo) y tomando esas mediciones nosotros podemos tomar las decisiones de si necesitas una abdominoplastia. Todas esas incisiones van en cresta superior, pasando por la sínfisis del pubis, que hoy abarca toda el área del bikini. Así que que tú con un bikini lo puedes cubrir sin mayor problema.

¿Qué indicaciones tiene?

Flacidez de piel. Mucho tiene que ver el ombligo, pues si el este ya está caído quiere decir que ya no se encuentra en la zona adecuada para corregirse.

Otra de las indicaciones también es la cesárea. No sé por qué hay ginecólogos que hacen cesáreas verticales cuando hay horizontales, y cuando tienes una incisión vertical. Para quitar toda esa cicatriz no es más que abdominoplastia. O cuando por el embarazo nuestras pacientes generaron muchas estrías, hay que quitarlas con una abdominoplastia.

Para la incisión, como ya lo mencionamos, hay que hacer un despegamiento de los tejidos profundos hasta lo que son los músculos. No pretendo que se espanten con esto, lo que vamos a hacer es cortar la piel, solamente piel; y de ahí vamos a separar el tejido adiposo hasta llegar al músculo. No vamos a pasar de ahí. No vamos a adentrarnos, entonces no vamos a llegar al hígado, no vamos a llegar al bazo o a los intestinos. Vamos a quedar en el músculo, donde lo que podemos hacer primero es una reparación de los músculos rectos abdominales, porque a veces están separados. Los podemos unir con una sutura que no se absorba. Si hay alguna herniación, se pone una malla y se corrige aquella. Después también se puede, o no, suturar los músculos rectos abdominales con los músculos oblicuos, mejorando más la cintura, mejorando más los centímetros; es decir, se consigue así una cinturita más bonita. Hay que hacer una buena hemostasia, o sea cauterizar muy bien los vasos sanguíneos.

También se puede combinar con una lipoescultura, pero en los bordes laterales, nunca en la parte superior del ombligo; esa está prohibida porque hay una serie de vasos sanguíneos que, si tú los tocas, te puede causar una necrosis de la piel, y hasta ahí llegamos. Por eso son las zonas prohibidas. Lo que sí podemos hacer es una lipoescultura de los flancos, esto es una lipoescultura de la parte inferior de la zona lumbar, dándole un aspecto de trescientos sesenta grados, mejorando rotundamente la apariencia estética de la paciente, tanto que cuando se puede ir a una playa se vea tratamiento estético adecuado.

La cámara hiperbárica me gustaría mucho que te la aplicaras para que la cicatriz quede más bonita. Y repito y repito: si te vas a hacer lipoescultura, deben tener mucho cuidado de no lastimar la piel. Se pueden dejar drenajes unos cinco días a una semana, hasta que deje de dar menos de 30 ml, y ya, con eso lo retiramos. Damos un puntito, y así se acaba el drenaje.

¿Por qué el drenaje? Porque a veces puede estar soltando suero ese nuevo posicionamiento de la piel. Acuérdate: La piel estaba de un modo y ahora se está poniendo de otro modo. Se hace un ombligo nuevo. Se hace una incisión y ese mismo ombligo se pasa y se reacomoda y se pone en la zona nueva por tratar. La deambulación debe ser inmediata, pero con el paciente inclinado, para que no haya un jalón o estiramiento de los bordes de la piel y se pueda abrir esa piel.

En cuanto a la anestesia, generalmente con un bloqueo es más que suficiente, así como con una pequeña sedación. Las botas neumáticas ayudan mucho para que no haya tromboembolias. Nos va a ayudar muchísimo. Es muy importante la ambulación asistida, que camine el paciente, que esté en un ambiente limpio controlado.

Nuevamente, como anécdota, me ha tocado de todo. Yo tengo una "mala costumbre": cuando operamos, una paciente siempre se queda hospitalizada un día. La seguridad consiste siempre en permanecer en la clínica un día, porque no me gusta que haya complicaciones. Me decía un maestro: "Todo lo que puedas evitar, evítalo. Todo lo que no está en tu mano". Los primeros tres días, tu servidor o parte de mi equipo de médicos residentes vamos a revisar a las pacientes a sus casas. Porque después de una incisión tan amplia como la de una abdominoplastia, hemos encontrado desde gallinas hasta perros durmiendo con la paciente. ¡Ese tamaño de irresponsabilidad y riesgo! ¡Imagínate pues! Esas cosas duplican el riesgo de una infección, que no es culpa del médico, ni de nadie, sino de la paciente, es causada por un mal hábito.

Para poder ver las imágenes ilustrativas de este capítulo, escanea el código QR o visita la página web: https://10manerasdeserbellaynomorirenelintento.com

CAPÍTULO 6:

Toxina botulínica

La toxina botulínica, para mí, es un procedimiento al cual le tengo mucho cariño porque me dio de comer por muchos años. Es un procedimiento que, junto con la lipoescultura, le ha dado a mi carrera muchísimas satisfacciones. He tenido el gusto de presentar trabajos sobre este procedimiento en varios de los congresos y foros más importantes de medicina estética en varias partes del mundo. Es una técnica segura, económica y que tiene resultados que ninguna otra puede mejorar.

Una vez dicho esto, quiero mencionar que existen diferentes tipos de toxina botulínica: tipo A, tipo B, pero nosotros vamos a enfocarnos a la toxina normal. Ahora, quiero hacer paréntesis. "Botox" es el nombre comercial de la primera toxina botulínica que salió al mercado con fines estéticos, pero hoy en día hay diferentes marcas, así como varios países que se han especializado en su producción, de ahí que haya toxina botulínica coreana, toxina botulínica canadiense, toxina botulínica inglesa.

Cada toxina tiene sus beneficios y sus diferentes precios; por ejemplo, algo que me gusta de la toxina coreana es que, aunque todas las toxinas deben estar a cierta refrigeración, esta no tiene que estar a una específica temperatura de refrigeración. Hoy en día pasa que, al mandarle del laboratorio la toxina a los médicos, si existe una variación en la refrigeración durante el traslado, la toxina se inactiva. Eso, con la toxina coreana, no es necesario.

Me gusta que no necesite refrigeración; eso me da un margen de seguridad, porque luego, al explicarle a la paciente el beneficio de la toxina botulínica, y después de aplicar no ver el resultado que estábamos esperando, puede ser que hubiera una inactivación de la toxina botulínica no por una falta de pericia del médico, sino por una falla en la cadena de refrigeración.

Su aplicación está indicada para sobre todo el tercio superior de la cara, estamos hablando de la línea exterior y expericulares, perioliculares, del entrecejo y las líneas frontales. También se puede aplicar en las líneas del llamado código de barras, que son alrededor de los labios, y en las líneas de marioneta, pero con mucho cuidado, porque el exceso de toxina te puede causar un problema muy serio.

Vamos a hablar de las indicaciones normales y precisas que la mayoría de los doctores utilizan: el tercio superior de la cara; para eso no hay quien le gane. También se puede aplicar en el cuello, en las bandas plastimales, pero, como te digo, tiene que ser con mucho cuidado por manos muy bien entrenadas. En el tercio primario de la cara, nosotros vamos a aplicar un promedio de cincuenta unidades; pueden ser más o pueden ser menos, dependiendo de las líneas de expresión.

Las líneas de expresión son las que se forman al hacer alguna expresión en nuestro rostro. Por ejemplo: ¿cuántas veces sonríes al día? ¿Cuántas veces gesticulas en el día? ¿Cuántas veces haces el gesto de enojada? Imagina, hay pacientes que duermen con el gesto de enojada. ¿Cuántas veces haces el gesto de sorpresa? Entonces, se van formando líneas que después forman surcos, y esos surcos ya permanecerán, aunque tú no hagas la expresión; por eso se dice que la toxina botulínica es preventiva, o sea previene la formación de surcos.

Cuando ya está formado el surco, tú tienes que poner toxina botulínica para dejar descansar de tres a seis meses esa piel y luego rellenarla, luego puedes poner un peeling para acabar de quitar esa línea.

La toxina botulínica también está indicada para la hiperhidrosis ósea cuando sudas mucho. En esos casos, se cuadricula la zona y en cada centímetro se pone una unidad, y con eso el paciente deja de sudar, tanto en manos como en zona axilar. Es doloroso, por lo cual hay que usar un buen gel de anestesia, para provocar así un bloqueo.

Ahora, vamos a ver el efecto costo/beneficio. ¿El procedimiento con toxina botulínica es caro?

No, no lo es si comparas sus beneficios con el costo. Un tratamiento de toxina en el tren superior de la cara oscila, hoy en día, entre los 5,000 pesos. Esta cantidad divídela entre seis meses. Te va a costar un aproximado de menos de 900 pesos por mes. Si esto tú lo divides entre treinta días que tiene un mes, verás que el tratamiento te va a costar 30 pesos diarios. Así es, 30 pesos al día por estar sin líneas de expresión. Creo que es bastante económico.

También hay veces en que el médico no tiene la preparación ni una cédula en medicina estética o que simplemente no es médico. No sabe que hay un radio de acción.

Tú pones la toxina botulínica y alrededor de ella algunas toxinas de 1 cm de radio de acción, así como otras que tienen hasta 2 cm de radio de acción. Si no tienen esta información, van a pegarle a un músculo que no debían. Es por eso por lo que a veces vemos casos como el de un párpado caído: inyectaron en el músculo elevador del párpado superior en lugar del músculo frontal. Pegaste el músculo frontal, pero por el lado de la circunferencia que abarca el efecto de la toxina, también le pegaste al elevador del párpado superior. Esto implica un problema para unos tres o seis meses. Existen unas gotitas que se pueden aplicar en estos casos, pero no olvidemos que lo que ayudan es muy poco.

Así que, como podemos ver, la toxina botulínica es un excelente tratamiento, es la madre de todos los tratamientos faciales de medicina estética, siempre y cuando se haga en manos adecuadas y bien capacitadas.

También se puede hacer por zonas. Por ejemplo, si lo que quieres es eliminar las líneas orbiculares o patas de gallo, puedes tratarte. Puedes solo tratarte eso; es más económico. Si lo que te molesta es que frunces el ceño y te da una apariencia de enojada, puedes aplicártelo ahí o en las líneas frontales.

**Para poder ver las imágenes ilustrativas de este capítulo, escanea el código QR o visita la página web: https://10manerasdeserbellaynomorirenelintento.com*

CAPÍTULO 7:

Rellenos faciales

Estos tratamientos son muy buenos y llevan muchos años de práctica. Desgraciadamente, a veces no se tienen los mejores resultados al caer en manos de gente sin la preparación adecuada, gente que ni siquiera es médico o que son simplemente médicos generales que no tienen la preparación o que no tienen más que un diploma de un fin de semana en el que "se prepararon".

Aquí también quiero hacer hincapié en las casas comerciales y los laboratorios que, con el afán de vender más producto lo ofertan a diestra y siniestra. Con cursos de un día, máximo dos, ¿qué podría aprender una persona en ese tiempo? Y aún peor: si no es médico.

Esto ha llevado incluso a que algunos laboratorios y casas comerciales den cursos de productos que ni siquiera están avalados por la Secretaría de Salud ni por la Comisión Federal para la Protección contra Riesgos Sanitarios aquí en México, puesto que no tienen las pruebas necesarias para asegurar un buen resultado estético. Es más, hay productos prohibidos en otros países y que lo están trayendo a nuestro país y que lo único que hacen es causar daño.

Quiero señalar que esto es una actividad criminal, porque, como médicos dedicados a esta área de la medicina, sabemos que podemos tener alguna complicación, algún error, pero cuando sabemos que un producto está prohibido porque ha tenido complicaciones, y aun así lo estas vendiendo o aplicando a un paciente, esto se debe considerar como un acto criminal por poner en riesgo y a su vida.

Muy bien, ahora pues, ¿qué tipo de rellenos tenemos?

Los rellenos absorbibles y no absorbibles. Los absorbibles, como su nombre lo indica, son rellenos faciales que se degradan con el tiempo, generalmente a causa del efecto transitorio, que puede ir desde los seis meses, un año o hasta los dos años. Los no absorbibles duran más tiempo y casi siempre son sintéticos. Su efecto puede durar hasta cinco años.

También, en los no absorbibles, existen algunos hechos con gel de silicona o de metacrilatos, que venden como tratamientos de por vida, y que, efectivamente, nunca se van a ir de tu cuerpo, así que van a generar una serie de problemas, los cuales más adelante abordaré.

Estos rellenos se pueden poner con cánula o con la aguja, dependiendo de la zona y del médico. Hay veces que, si es un relleno de una línea de expresión, con un surquito con una aguja es suficiente, pero si lo que se va a hacer es un relleno para dar forma o volumen y se pasa por una zona peligrosa de la cara, sí es más recomendable una cánula que es redonda, de este modo se evita correr el riesgo de perforar un vaso sanguíneo.

Hay muchas indicaciones para aplicar rellenos para la cara: los surcos de la piel son líneas que ya están formadas; es decir, haga o no haga una expresión el paciente, ya están formadas, entonces las tenemos que rellenar para poderlas mejorar. También aplicamos los rellenos para otros tipos de funciones, como son dar volumen en ciertas zonas de la cara, labios, los pómulos y el mentón, etcétera. Igualmente, para formar labios o arreglar depresiones en los párpados. Pero no para las pigmentaciones: ahí hay un error, no sirve para las pigmentaciones; en este caso, aplica otro tipo de tratamiento.

Existen diferentes formas de aplicar los rellenos, que pueden ser dérmicos o subdérmicos, subcutáneos o pegados el periostio. Todo esto va dependiendo de la profundidad a la que se vaya a aplicar.

¿Qué tipo de anestesia se usa?

Tenemos diferentes tipos de anestesia local, hay cremas que adormecen la piel para que se pueda trabajar libremente. A título personal, me gusta agregarle hielo a la aplicación de la anestesia hielo. Se coloca el hielo dentro de un guante estéril y se aplica sobre la zona, pero ¿Por qué hielo? Porque el hielo va a causar un entumecimiento de la piel, pero también la vasoconstricción de los vasos sanguíneos, por lo cual es más difícil que haya sangrados, moretones o equimosis.

También se pueden poner bloqueos, como los dentales se podría decir, para que se adormezca toda una región de la cara. Y también en algunos pacientes más consentidos, se puede hacer una sedación, pero siempre auxiliados con un anestesiólogo, y que haya una toma de oxígeno y todo el equipo necesario para que se pueda revertir la anestesia del paciente.

Ahora hablaremos de los surcos nasogenianos.

Hay veces en que se puede ayudar a los surcos nasogenianos aplicando un poquito de relleno en los pómulos, lo cual levanta un poquito más el surco, y después aplicarlo en los surcos. También se puede ayudar con la aplicación previa de hilos y después el surco nasogeniano.

También se puede hacer una incisión por debajo de la piel para romper la fibrosis que tiene ese surco, pero, en esos casos, sí puede haber una equimosis o moretón. Después se rellena ese surco. En el caso del mentón, con los rellenos se puede hacer un mentón cuadrado, un mentón ovalado o como se quiera, pero no se va a comparar a una prótesis mentoniana, que es mucho más profusa y grande.

En los labios, al ser muy sensibles, este procedimiento puede ser un poco doloroso, por eso es importante poner anestesia, hielo o incluso un bloqueo para que se pueda trabajar la zona de los labios. Es factible hacer la forma típica de los labios, que es una aplicación izquierda derecha, o puedes hacerlo por partes, en la parte media o formando a cada lado del labio inferior pequeñas aplicaciones; esto causa el labio en forma de corazón, que a muchos pacientes le gusta.

Se puede provocar un perfilamiento de todo el borde del labio para que pueda verse más proyectado el labio. Es importante recalcar que en este procedimiento puede haber un muy ligero sangrado, por eso es importante hacerlo con suficiente tiempo. Ahora, si se pone muy superficial, se pueden notar, al hacer una palpación, los granulomas, sobre todo con rellenos que son no absorbibles.

También, en los rellenos nosotros encontramos el tratamiento de revitalización facial con los rellenos. Como puedes notar, yo soy un fanático del ácido hialurónico. ¿Por qué?, te preguntarás. Pues bueno, el ácido hialurónico es una sustancia propia de nuestro organismo, que no me va a causar ninguna complicación, ningún rechazo, ninguna alergia o algún problema que otros productos sí pudieran generar. Lo hay de diferentes densidades, densidades más grandes, como para pómulos, y densidades más pequeñas, como el que vamos a mencionar para hacer una revitalización facial o revitalización del cuello, y que, a la hora de irlo aplicando, va a mejorar la calidad de la piel de nuestro cuerpo.

Otra área que podemos tratar es la zona de los pómulos, el tercio medio de la cara y del área conocida como 'área de la belleza´. En los pómulos, hay que tomar en cuenta que nos ayuda a levantar parte del surco nasogeniano y a dar proyección de la cara. Siempre y cuando no se aplique en exceso, tendremos unos excelentes resultados.

Quiero hacer un pequeño paréntesis en todo esto, ya que lo que te explicaré a continuación te servirá para que te des una idea acerca de los productos que se usan en este procedimiento. Hice un estudio hace años en donde encontré que el ácido hiualurónico más económico, aprobado por la Comisión Federal para la Protección contra Riesgos Sanitarios (nuestra agencia sanitaria en México), ronda aproximadamente de los 1,500 pesos el mililitro hasta los 12,000 pesos el mililitro, dependiendo de la calidad, la duración y el reticulado del ácido hialurónico.

Con esta información, quiero que razones conmigo y no caigas en las trampas de la gente sin ética profesional: si el ácido hialuronico más barato es de 1,500 pesos, cualquier otro producto debajo de ese precio mínimo tendrías que verificarlo minuciosamente y asegurarte de que cuente con permiso de la COFEPRIS o la agencia sanitaria de tu país. Casi te puedo asegurar que no lo va a tener, por lo que muy seguramente lo que te están queriendo inyectar es un biopolímero o un metacrilato, que no son otra cosa más que aceites.

¿Cuál es el riesgo de estos productos? Que se aplican y se ven muy bien de inicio, pero, al cabo de uno o cinco años, hacen granulomas que son exceso de tejido, pues, al ser un plástico, el cuerpo trata de envolverlo y rellenarlo, pudiendo ver estos granulas y sentirlos.

Más aún, algunas personas sinvergüenzas han llegado a poner a estos productos pirata etiquetas de productos certificados. Me han llegado pacientes con la foto de un producto para glúteos con presentación de hasta 500 mililitros, que se lo inyectan a un costo de hasta 60,000 pesos. Hagamos cuentas juntos: si el mililitro más barato está en 1,500, entonces 500 mililitros darían un total de 750,000 pesos, esto es ridículo, es irrisorio. Así que ya es cuestión tuya si quieres creer en ese producto o persona. Mi consejo ante esto es: Corre.

Generalmente no se usarían 500 mililitros en el cuerpo, se usa un litro o más. ¿Esto qué problemas trae? Provoca una respuesta inflamatoria, problemas circulatorios, autoinmunes, infecciones, necrosis o muerte de la piel; esto, sumado a que la verdad es un problema retirarlo, porque casi nunca se puede retirar el producto en su totalidad. No caigas en esos usos, todo producto que tiene algo de los componentes químicos del plástico jamás será recomendable. Los biopolímeros también se llaman dimetilpolisiloxano y, aunque en algunos países existen metacrilatos que tienen permisos sanitarios, en México, gracias a Dios, están prohibidos. Por favor, no te pido que cuides tu belleza, sino que cuides tu salud.

Se puede esto coadyuvar con el PRP, que no es más que el famoso plasma rico en plaquetas. Es una técnica segura y muy buena, porque está tratando con tu propia sangre. Primero se tiene que centrifugar para separar el suero, luego poner el calcio y romper las plaquetas. Todo esto tiene que ser dentro de un ambiente estéril y hecho por un profesional. No me voy a cansar de repetirlo:

El médico debe tener un título y cédula profesional en medicina estética, pues de lo contrario vamos a estar en muchos problemas como una infección o hasta una complicación más severa.

¿Qué más podemos encontrar en la revitalización facial?

El injerto de grasa, en donde se hace una extracción tipo lipoescultura, en las zonas más ricas en grasa, como puede ser la zona púbica, la de las caderas, que son las zonas más estrogénicas, y que se pueden utilizar para esas pacientes con pérdida de volumen.

Se extrae y se limpia esa grasa, y se prepara para rellenar las áreas deseadas. No nada más va a hacer un efecto de relleno, sino que trae consigo un efecto de rejuvenecimiento, porque esa grasa es rica en estrógenos, película de células madre, colágeno, elastina. Es un excelente tratamiento, nada más que requiere un procedimiento quirúrgico y un mayor tiempo de recuperación.

Por eso insisto en que no hay nada como el ácido hialurónico, pues te lo pones y al otro día estás perfecto, sin mayor problema. Ahora, si tú quieres algo más duradero, pues la grasa es una gran opción.

Eso sí, debe haber un vendaje, hielo y unos quince días sin salir al sol. ¿Por qué? Porque con cualquier moretón que se pone al sol, se mancha la piel, y esto puede causar algún problema.

También con los rellenos faciales podemos hacer una rinomodelación para levantar la punta de la nariz o mejorar el dorso de la nariz, nada más que está contraindicada en pacientes con narices anchas, porque en este procedimiento se mete más producto, lo que hace que se vuelva la nariz más ancha. Por lo tanto, el resultado va a ser una nariz tipo "cochinito", lo que hace que no se vea nada estética. Si la nariz es gruesa, le metes más producto, pues se ve más tosca.

Hay una complicación muy infrecuente, que una de cada mil pacientes la sufre. Se trata de que cuando se hace la aplicación en la nariz, para levantar su punta, ahí hay una vena que no se ve, que está escondida, por lo que es un procedimiento a ciegas. Entonces, si se llega a infiltrar, se puede causar una necrosis severa de la punta de la nariz.

Hay un tratamiento muy de moda: el perfilamiento facial, que es ir poniendo ácido hialurónico o algún otro producto en el borde la mandíbula. Tiene muy buenos resultados. Yo lo recomiendo mucho, y con un buen médico en medicina estética, te puedo asegurar que terminarás con resultados óptimos.

**Para poder ver las imágenes ilustrativas de este capítulo, escanea el código QR o visita la página web: https://10manerasdeserbellaynomorirenelintento.com*

CAPÍTULO 8:

Ritidectomía

La ritidectomía es un excelente procedimiento, que está bien indicado en ciertos pacientes que tienen un exceso de piel, caída de piel o pérdida del tono de la piel de la cara.

Hay varios tipos de incisiones y abordajes, que pueden ser desde el canto a la oreja, pasando por la parte posterior. Con eso, podemos hacer una incisión que nos permita que quede bien guardada, sin que se pueda notar, pero que a la vez pueda hacer una retracción de la piel y del cuello. Se sutura hacia atrás de la oreja, habiendo una incisión coronal o superior en el pelo, arriba de las cejas, que nos ayuda precisamente a levantar las cejas y lo que es la piel de la frente. En estos tipos de abordaje, lo que estamos buscando es mejorar el SMAS, que es el sistema músculo pronador aponeurótico superficial, que es un tejido que recubre a los músculos.

Ese tejido nosotros lo jalamos, lo suturamos, a veces lo recortamos; eso nos permite que sea un resultado a más largo plazo. Porque si lo único que hacemos es retirar piel, al poco tiempo va a volver a haber caída de la piel. Como puedes ver, es muy importante atender el SMAS.

¿Qué es muy importante? ¿Qué indicaciones y cuidados debemos que tener? No tomar antiinflamatorios ni aspirinas antes de la cirugía. No fumar dos meses previos a la cirugía. Esto es muy, muy importante para la perfecta cicatrización de las pacientes.

En alguna ocasión en que tuve que hacerle la ritidectomía a un paciente, este previamente me había asegurado que no fumaba, y cuando lo llevamos al cuarto donde iba a ser cuidado en su proceso postoperatorio, fue la esposa la que me dijo: "Doctor, pero si se fuma dos cajetillas diarias". Eso me llevó a una preocupación. Al cabo de un par de horas después de otra cirugía que realicé, regresé a verlo: tenía un sangrado. Tuve que hacer la limpieza necesaria, una curación y a pensar por qué tenía sangrado si no lo había presentado antes.

Posteriormente a eso, tomé la decisión de volverlo a meter a quirófano. Había un sangrado importante que afortunadamente pudimos corregir. Todo esto ocasionado porque el paciente fumador no coagula ni cicatriza bien. Después lo llevamos a cámara hiperbárica. El resultado fue muy adecuado, pero tuvimos mucha suerte.

Hoy creo que la cámara hiperbárica debería ser parte del tratamiento en todo paciente. ¿Por qué? Porque se realiza una oxigenación hasta el último momento, lo que nos lleva a una mejor cicatrización y una herida más estética. Si te realizan un vendaje, hay unas mentoneras tipo fajas para estos procedimientos; con estas, nosotros resolvemos un cuidado necesario que, de no hacerlo bien, nos podría causar muchos problemas a futuro.

**Para poder ver las imágenes ilustrativas de este capítulo, escanea el código QR o visita la página web: https://10manerasdeserbellaynomorirenelintento.com*

CAPÍTULO 9:

Mastopexia y reducción de mama

Mastopexia y reducción de mama son dos procedimientos muy parecidos, por lo que explicaré las diferencias entre cada uno de ellos.

Las pacientes se confunden entre aumento de mama y cuando tienen que ver un levantamiento del complejo areola/pezón, o cuando la mama es muy grande.

¿Qué es lo que pasa?

Cuando la paciente tiene unas mediciones ya internacionales, ya dichas y dibujadas desde hace muchos años, sin forma alguna de cómo cambiarlas, como la línea media clavicular hacia el complejo areola/pezón, uno como médico mide, y si mide más de 21 cm, tiene que hacerse mastopexia definitivamente; no hay otra opción. Pero la paciente, a veces por evitar cicatrices, presiona al médico a que cometa algún tipo de error, como poner prótesis de tamaño muy grande que levanten el complejo areola/pezón. Bueno, si es el resultado que la paciente quiere, está bien; pero si no, será una paciente con unos senos muy grandes, y tal vez eso no era lo que quería.

Cuando el complejo areola/pezón se encuentra más allá de esos centímetros que platicamos, lo que tenemos que hacer es una incisión en todo el borde del complejo areola/pezón y una línea vertical hacia el surco submamario. Con eso, a veces es suficiente, pero luego también es necesario realizar una incisión lateral como si fuera una T, la famosa ancla, para poder hacer el levantamiento del tejido y del complejo areola/pezón y colocarlo en los centímetros que corresponden.

En ocasiones, cuando hacemos este movimiento de mastopexia, hay que realizar una muy amplia disección de los tejidos muy amplia, por lo que se tiene que llevar a cabo una hemostasia, o sea cuidar que no haya sangrado, y tener mucho cuidado de no lastimar la inervación o los nervios. Es una cirugía compleja, de la más complejas en cirugía estética.

También a menudo reponemos con el mismo tejido glandular, y el mismo tejido adiposo se vuelve a acomodar, y con eso es suficiente, pero hay otras veces en que el paciente requiere la colocación de una pequeña prótesis simplemente para darle una mejor forma y un mejor contorno a esa área, haciendo las suturas correspondientes, ya no tiene mayor problema.

¿Qué diferencia tenemos nosotros con algunas otras técnicas? Bueno, pues se ha puesto muy de moda la técnica de Benelli, que es una ya muy vieja. Lo que se hace es una incisión alrededor del complejo areola/pezón y luego se hace un corte más o menos a medio centímetro o un 1 cm alrededor de ellos. Posteriormente, se diseca la piel, se corta y se sutura, como si fuera una bolsa de tabaco, y se hace un cierre del tejido de la piel circundante con el complejo areola/pezón.

¿Qué problemas vamos a encontrar?

El signo del sol radiado es el primero, el cual implica que, por las fuerzas concéntricas que tiene ese tejido areola/pezón con la piel, se va a hacer un pezón muy grande y se va a ver antiestético. Posteriormente, si eso se lleva a cabo, se van a apreciar unas pequeñas líneas, alrededor del complejo areola, todo como si fuera los rayos de un sol, y eso también es antiestético.

Entonces, la técnica de Benelli sólo se puede realizar cuando estamos hablando de que hay una 1 cm o medio centímetro de pexia o de caída, no más. Y en la reducción se deben tener muchos cuidados. Al principio, las heridas no se van a ver bien, en los primeros meses de la mastopexia; tiene que ir agarrando forma y tamaño ya que al principio los senos se van a notar un poquito planos, pero después van a agarrar el tamaño y la forma que nosotros estamos buscando.

Generalmente, donde se une la incisión vertical con la horizontal, que es la T o el ancla, hay que tener mucho cuidado porque es una zona que a menudo se abre, y hay que estar volviendo a cerrarla. Hay que tener el cuidado de una buena limpieza de la zona y una buena colocación de cremas para que se dé una muy buena cicatrización.

En la reducción, ¿qué cambia?

Pues que es un gran tamaño del complejo areola/pezón de la mama y se hacen las mismas incisiones, pero con el fin de reducir el tamaño de la mama o el tejido adiposo, por lo que se generan los mismas cortes y cicatrices.

¿Cuándo está indicada una reducción de mama?

Cuando el seno es tan grande que genera dolor de espalda o simplemente por estética propia de la paciente. Valen la pena las cicatrices, pues lo que lo que tenemos que hacer es cortar un exceso de piel y tejido adiposo, así que, ya que llegamos al resultado, con la mismo tejido adiposo y con la misma piel se puede hacer el cierre de la glándula mamaria y se puede proyectar sin ningún problema. O si tú gustas, se puede poner una pequeña prótesis para que se le dé la turgencia y la solidez que estamos buscando.

Para poder ver las imágenes ilustrativas de este capítulo, escanea el código QR o visita la página web: https://10manerasdeserbellaynomorirenelintento.com

CAPÍTULO 10:

Blefaroplastia

La blefaroplastia es una técnica muy común entre hombres y mujeres, orientada a las bolsas palpebrales que hay en los ojos y también al exceso de piel que puede presentarse en los párpados, superior o inferior, siendo para ambos buen tratamiento.

Se hace una incisión para el párpado superior en el canto, por lo que no queda ninguna cicatriz. Se puede también hacer una escisión o retiro de las bolsas palpebrales que se tiene en la parte superior. Se hace una sutura subdérmica para que quede cerrado.

Tiene que haber una buena coagulación para que no haya sangrado. Entre los cinco y siete días, se puede retirar sin mayor problema.

En lo que es el párpado inferior, hay dos vías de acceso. La vía normal o tradicional, que es el borde inferior plegado a la implantación de las pestañas, y la vía transconjuntival, que es por dentro de la conjuntiva. Las dos son muy buenas, aunque yo prefiero la vía tradicional porque permite hacer un breve retiro de una pequeña cantidad de piel. Eso nos ayuda. Repito: Se retira poco, porque si se hace un gran retiro de piel, llegamos a una complicación que se llama exoftalmos, que es que se pronuncia hacia afuera. Esto causa resequedad del ojo y muchas otras complicaciones. Igual que en la anterior incisión, a los cinco o siete días se pueden retirar los suturas; de este modo, no tendremos ningún problema.

¿Qué cuidados vamos a tener?

Primero, limpiar la zona todos los días con Estericide, un producto que no irrita y no daña, pero sí causa una asepsia, y cambiar las gasas. Con eso es más que suficiente.

¿Qué complicaciones puede haber?

Infección de entrada si no se lleva a cabo este procedimiento dentro de un quirófano. Rechazo de las suturas. Que haya un sangrado importante, que puede ser de dos tipos: uno que es de las bolsas y otro que puede ser retroocular, que va por debajo del glóbulo ocular y que causa presión sobre este. Esto puede llevar hasta la ceguera incluso. Por lo tanto, sí es importante que se haga en buenas manos, expertas, y en un quirófano.

En el párpado inferior, hay tres bolsitas, que se quitan, se retiran y se tiran. Pero hay veces en que se confunde el paciente: lo que tiene en ese momento es pigmentación o en la coloración en el párpado inferior. Para esto no sirve la blefaroplastia,.

**Para poder ver las imágenes ilustrativas de este capítulo, escanea el código QR o visita la página web: https://10manerasdeserbellaynomorirenelintento.com*

CAPÍTULO 11:

Terapias complementarias

En este capítulo vamos a hablar de varias terapias que se consideran como complementarias.

Mesoterapia

La mesoterapia no es un medicamento, es una vía administración de medicamentos a través del mesodermo, que es una capa biológica de la piel. Nos da un resultado muy bueno. Ya casi todos los medicamentos pueden aplicarse por mesoterapia si se siguen siempre las indicaciones precisas hechas por un buen médico que tenga su cédula profesional en medicina estética.

Las complicaciones que puede haber empiezan desde alergias o reacciones fuertes a los fármacos, hasta infecciones por la mala asepsia. Y es que hoy en día cualquiera ya quiere hacer mesoterapia, desde un maestro del gimnasio que anda aplicando inyecciones, y que no tiene la menor idea de una complicación, de cómo atenderla, resolverla ni de cómo proteger al paciente. También lo hacen personas que fueron a un curso de un fin de semana y a quienes les dijeron: "Tú ponle esto y esto, y con eso baja de peso". Es gente que sólo juega con la vida de los pacientes.

Hay cientos de medicamentos para mejorar la circulación, para mejorar el colágeno, la elastina, y muchas más terapias que son buenísimas bajo el uso de la mesoterapia, pero hay que conocer las indicaciones y contraindicaciones de cada uno de esos medicamentos que se van a aplicar.

Tenemos que estar preparados en el consultorio para una probable alergia que puede incluso llevar a la muerte si no se está atento para solucionar esa complicación.

Imagínate tu que te lo aplicas en un spa o gimnasio: si llega a haber una complicación no van a tener el equipo necesario para resolver el problema.

Escleroterapia

Es una terapia que tiene como fin ayudarnos con las pequeñas várices, las telarañitas vasculares. Ojo: Dije "pequeñas" porque para las várices grandes no está indicada.

Nosotros, a través de un aparatito que da una luz roja, podemos verlas mejor, las canalizamos y la infiltramos, y desaparece. Debemos usar una aguja delgada. Es recomendable hacer un ultrasonido para descartar la opción de que se presente algún tipo de problemas.

Hilos

Existen muchísimos tipos de hilos. Tengo el gusto, desde los años 90's, (y aquí es cuando usted querido lector dice "ya llovió"), de conocer al Doctor Marlen Sulamanidze, inventor de los hilos rusos, con quien tuve el honor de aplicar sobre hilos Veramendi, hilos de Serdev, hilos de Maximiliano, todos, rusos. Tuve la fortuna de hacer no menos de treinta cursos con él y aprender sobre esto de su mano. Por cierto, hoy en día, están muy de moda los hilos coreanos.
¿Qué hacen los hilos?

Un movimiento del sistema músculo-superficial. Se genera una fibrosis alrededor de los hilos. Esto es lo que provoca que permanezcan en el tiempo los resultados. Se pueden poner en el cuello, en el área media, área inferior o las cejas, lo que da unos resultados muy adecuados.

¿Qué complicaciones puede haber?

Busca a un experto. Ten cuidado porque, en este procedimiento, con el hilo y la cánula que nos ayuda, pasamos muy cerca de las zonas peligrosas de la cara que al herirlas pueden causar desde el sangrado fuerte de una estructura vascular importante, como la arteria facial, hasta el daño de un nervio facial que te va a dejar con una parálisis por mucho tiempo. Entonces, por favor, siempre invierte en un médico de calidad y con habilidad.

La durabilidad son varios meses y años, pero no se comparan con la ritidectomía. Lo que vamos a conseguir, hablando de resultados, es la redificación o mayor volumen de colágena y elastina. Al poner los hilos, se utilizan vectores de tracción o líneas de tracción de la piel que van a hacer que de medio a 1 centímetro se pueda retraer tu piel. Es posible mantener este resultado con la fibrosis, colágeno y elastina que se forman después de 21 días, dándonos el resultado óptimo y adecuado.

**Para poder ver las imágenes ilustrativas de este capítulo, escanea el código QR o visita la página web: https://10manerasdeserbellaynomorirenelintento.com*

CAPÍTULO 12:

Lipoescultura

La lipoescultura es la reina de la cirugía estética. Miles de casos se realizan en todo el mundo, todos los días. Al ser un procedimiento ya tan común, son raras veces en las que hay complicaciones graves o de consideración.

Si nosotros valoramos que todos los días hay miles de pacientes con apéndice inflamado; un gran porcentaje de ellos se complica. Si tú ves el número tan grande de lipoesculturas que se realizan en todo el país y que pasan meses o incluso años sin que haya una complicación grave, entonces notarás que el porcentaje de complicaciones es muy bajo en manos expertas y especializadas, en lugares correctos y con las indicaciones adecuadas.

Si nosotros hablamos de pacientes, que se sometieron a este procedimiento con alguien que no es ni siquiera médico, o fuera de una clínica adecuada, bueno entonces no creo que hablásemos de un caso dentro de la estadística.

Insisto: Debe realizarla un experto con manos bien entrenadas y que haya hecho muchas lipoesculturas a diferentes pacientes. Que tenga experiencia en cirugía estética porque muchas de las veces, si tú vas a un hospital público te vas a dar cuenta que no se hace lipoescultura. Tú puedes llegar a un hospital público y vas a decir "Oiga, hágame una lipoescultura", y verás que no te la van a poder realizar porque no hay, no están hechos para esos los hospitales públicos. Debe ser un médico que esté entrenado en cirugía estética y sobre todo en lipoescultura.

Vamos a ver qué tipo de lipoesculturas hay.
Existen tres lipoesculturas:

- Seca
- Húmeda
- Super húmeda

La técnica seca es cuando se mete la cánula y se extrae el tejido adiposo. El sangrado es muy profuso; puede ser hasta del 35 % de volumen extraído, en comparación con la técnica húmeda o superhúmeda. Todo va a depender de la cantidad de solución tumescente o solución de Klein, que es la que causa la vasoconstricción para que no haya sangrado, así como la anestesia.

¿Qué cánulas se van a ocupar?

Hay que hablar de los diferentes tipos de cánulas. Si bien existen diferentes tamaños, todas deben ser de punta en forma redonda, para que no puedan perforar los tejidos profundos. Aunque hay cánulas con picos, yo considero que no es necesario utilizarlas. Las cánulas van desde los 2, 3, 4, 5, 6, 7 o hasta 8 mm de ancho. Hay las que tienen diferentes puntas ¿Qué significa eso? Bueno, cuando nosotros vemos la cánula, en la punta tiene uno, dos o hasta tres orificios. Cada cánula tiene un nombre, como la cánula Cobra, la Cobra Plus, Invertida, la Hilux. Últimamente estamos utilizando cánulas muy agresivas para sacar mucha cantidad de grasa al mismo tiempo, pero eso genera mucho sangrado.

El marcaje abdominal es una técnica que ya se conoce en todo el mundo. En Colombia, se hizo una gran promoción sobre esa técnica. Afortunadamente, ya los cirujanos de todo el mundo han tomado los cursos y han aprendido las técnicas de este procedimiento, para que se pueda realizar sin problemas.
El marcaje abdominal no es más que simplemente darle a la paciente un aspecto más atlético haciendo que los músculos rectos abdominales sean más marcados, junto con los músculos oblicuos, lo que brinda así una mayor proyección, un abdomen bien marcado y tonificado.

Hay que tener cuidado, ya que algunas pacientes prefieren que también se hagan los surcos, como si tuvieran músculos abdominales en los rectos, muy marcados. En lo personal, creo que no es tan conveniente; pero el gusto del paciente es el que manda y el que ordena.

Las incisiones son muy pequeñas. Hacemos dos a través de la sínfisis del pubis: una en el ombligo y otra en el surco submamario, para poder tomar varios abordajes. Es mejor hacer varias incisiones que sean muy pequeñitas a que con una sola incisión hacer todo. ¿Por qué? Porque corremos más riesgo de causar una penetración o una perforación si tú lo haces de esa manera, además de que esa cicatriz queda más marcada, hiperpigmentada e hipertrófica.

¿Qué complicaciones podemos tener nosotros en este procedimiento?

La primera complicación que podemos tener nosotros, es por el proceso anestésico. Para el proceso anestésico, yo recomiendo que se haga con anestesia tumescente de Klein y que el médico esté preparado, para poder ver cuántos miligramos de xilocaína por kilogramo de peso se le pueden poner a un paciente. Si no es así, se puede hacer una técnica o una técnica súper húmeda, para poner epinefrina y así hacer la vasoconstricción que nos permita poner menores cantidades de xilocaína. Por esto, podemos sacar más cantidad de tejido adiposo.

Nosotros, a través de la anestesia local, podemos hacer el retiro de una pequeña cantidad de tejido adiposo. Pero si quitáramos una cantidad media del tejido adiposo, o mayor tejido adiposo, y aparte hiciéramos una marcación, no se puede hacer con la técnica de anestesia tumescente nada más; ahí se necesita lo que es un bloqueo epidural: lo que se hace es poner una dosis que va a adormecer aproximadamente de las zonas lumbares hacia abajo; así podremos trabajar sin ningún problema toda esta zona abdominal, es decir cintura, cadera, espalda, espalda baja, glúteos, pierna, entrepierna, etc.

Ahora, sí que nosotros vamos a buscar trabajar una zona de brazos, podríamos utilizar sólo tumescente de Klein, sin ningún problema, y sedación. Pero en la zona de espalda alta, yo considero que lo mejor es la anestesia general. Esta es la única manera en que yo usaría anestesia general. ¿Por qué? Por lo general, entre más horas pasen más problemas con los gases estamos causando y eso le genera al paciente un posoperatorio mucho más difícil y complicado, además de que todos los músculos del cuerpo están blandos y sin resistencia, lo que hace más fácil que haya perforaciones. Si se va a hacer lipoescultura de cara o de cuello, con anestesia tumescente de Klein y una ligera sedación es más que suficiente.

¿Qué otras complicaciones puede haber?

Hablando de las complicaciones anestésicas, puede pasar que el anestesiólogo cometa un error y aplique incorrectamente el bloqueo. Eso tiene corrección a través de un parche hemático, aunque puede causar dolor de cabeza a varios días.

Está también el riesgo de poner mucha xilocaína, que puede causar temblores finos, mucho frío y unas situaciones que pueden adormecer de más los nervios y vasos sanguíneos. En los bloqueos, hay que tener mucho cuidado, porque en los bloqueos altos se puede generalizar el bloqueo e impedir que los músculos respiratorios trabajen adecuadamente; y si a eso le sumas que el paciente está boca abajo o lo pones boca abajo, el riesgo se incrementa muchísimo.

Otra de las complicaciones que puede haber y no es tan común, pero puede pasar, es la perforación. Cuando el paciente tiene un bloqueo o anestesia general, los músculos están muy relajados y la cánula corre el riesgo de entrar sin dificultad y perforar algún órgano. El cirujano debe tener una buena técnica: mantener siempre el codo pegado al cuerpo, nunca levantarlo y siempre hacerlo de manera horizontal. Si alzáramos el codo y hacemos como una punta hacia abajo, podemos perforar la pared abdominal, perforar la afasia y llegar hacia los intestinos. Lo que va a pasar es que el paciente, posterior a eso, va a presentar dolor, posibilidad de tener gases, imposibilidad de ir al baño a evacuar y mucho dolor. Esto también puede llevar a hematomas, salida de materia fecal hacia el peritoneo, con una serie de complicaciones muy graves, incluso a la muerte en pocas horas.

Nosotros hacemos un cálculo para ver qué cantidad de sangre está perdiendo el paciente, pero si nosotros quisiéramos el cálculo de que a un paciente le sacamos 5 litros de grasa, y utilizamos una técnica adecuada, con un 8 % de sangrado general, podemos saber que 8 x 5= 40: 400 ml. Esto es una cantidad que no es gran sangrado, pues es muy parecido a lo que podríamos tener en todo un periodo de menstruación. Esto no genera mayor problema en nuestro paciente. Pero si nosotros utilizamos una técnica seca y sacamos 5 litros por el

35 %, ahí sí vamos a presentar complicaciones: tendremos entre 1750 y casi 1800 ml de sangrado, casi la mitad del de la sangre que tienes en el cuerpo, entonces ahí el cirujano tiene que tomar la decisión junto con el anestesiólogo y médico internista de ponerle expansores de líquido y expansores de plasma.

Por eso, repito, a mí me gusta que los pacientes se queden un día posterior en el hospital, para estar valorando, para estar revisando que el paciente pueda decir "oiga, doctor, siento dificultad para respirar". ¿Por qué? ¿Qué es lo que pasa? Que el paciente, al perder mucha sangre, perdió hemoglobina, y esta es la que transporta el oxígeno a todo el cuerpo; de ahí sus dificultades para respirar. Cuando hay esa sensación, solamente la sangre cura este problema: sangre cura sangre. No hay medicamento que pueda curar eso. Ahora, si el paciente no tiene estos síntomas y sí presenta una caída de la hemoglobina, pero es moderada o ligera, se le pueden dar medicamentos con hierro para mejorar el resultado que nosotros estamos buscando con nuestro paciente.

Otra de las complicaciones que podemos tener en la lipoescultura es que se haga muy superficial.

Tenemos en toda la piel exactamente 2 mm abajo de la dermis, una red complexo subdérmico de tejido vascular que irriga o le da nutrición a la piel. Hay médicos que, por sacar mucha grasa, le pegan a ese tejido vascular; lo que se forma es una piel dura, no con la textura normal, sino que queda como una piel estirada como de tambor. Pero eso no es el mayor problema, sino que, si lo hicieron muy agresivamente, puede llegar a tener incluso una necrosis. ¿Qué es una necrosis? Al romper la irrigación de la piel de sangre, se muere esa piel, de modo que hay que esperar a que se caiga esa piel y se regenere, y salga nueva piel, dejando muchas veces cicatrices importantes.

En anécdotas, hemos tenido de todo. En la lipoescultura, he tenido que yo los mando a trabajar a los cuatro o cinco días, sin mayor problema, pero siguiendo las recomendaciones, como la de que debe estar bien fajada. Esto me lleva a mencionar que la faja es muy importante. Debe ser una faja adecuada, no es una faja comercial, porque nosotros tenemos medidas en la faja de los milímetros de mercurio que debe tener para que pueda presionar, pero no demasiado, porque si no puede disminuir la circulación y mermar la respiración del paciente.

Retomando las anécdotas: llegó una paciente a mi sala de espera. Se estaba ahogando. No podía respirar, se sentía muy mal. La pasé al consultorio y le pregunte: "¿Comiste?". Me contesto que no. "¿Cenaste?". Me contesto que no. "¿Por qué no comiste y por qué no cenaste?". "Ay, es que quiero bajar más de peso". Después de eso sólo le contesté: "Esas no fueron las indicaciones que yo te di". En ese momento, mandé a traer un jugo, y la paciente se sintió mejor. Pero, a la hora de quitar la faja, me di cuenta de que tenía puesta una faja XS, cuando ella era talla M. "¿Por qué tienes una faja XS si yo te dije que tú eres talla M?". Me contestó: "Ay, doctor, es que esta faja la usó mi prima y pues para no desperdiciarlo". Después de solucionar el problema de quitarle esa faja, pudo respirar adecuadamente y eso fue el fin del problema.

Como puedes ver, las pacientes hacen cosas que, después de solucionarlas, pueden parecer muy graciosas, pero al momento no lo son y pueden ser perjudiciales.

La deambulación asistida quiere decir que alguien te acompañe, puesto que a las primeras tres horas después de cirugía tú tienes que estar caminando. Yo acostumbro a ponerle a la paciente algo que se llaman 'botas neumáticas', que no son más que unas botas que llegan hasta la pantorrilla y que, cuando estamos nosotros realizando el procedimiento quirúrgico, las botas están haciendo compresión como si tú estuvieras caminando. ¿Esto por qué? Porque una de las complicaciones más temidas de la lipoescultura es la tromboembolia pulmonar o la embolia grasa. Pero con este tratamiento nosotros podemos mejorar mucho y evitar más este riesgo.

También algo que sirve bastante es el colchón neumático, que es un colchón que se utiliza para que a los pacientes no les salgan escaras en la piel. Se infla y se desinfla una y otra vez, lo que ayuda mucho la circulación en los pacientes. Entonces, también posteriormente a la cirugía, ya mejorando la circulación la circulación de los pacientes, Ya que nuestro paciente ya pudo comer, después de 3 porque hay que esperar a que pase el efecto del bloqueo (unas tres horas) para darles de comer, si no van a vomitar. Entonces ya podemos ponerlos a caminar.

¿Por qué yo insisto en que el paciente tiene que estar guardado un día? Porque me ha pasado de todo. Me han sucedido cosas leves; desde que una paciente vomite o sienta náuseas o la sensación de mareo, hasta pacientes que se sienten tan bien que quieren ir al baño solas y después de un resbalón y golpe en la cabeza, ahora hay que suturarlas de la cabeza. No hay nada como que las cuiden el primer día, les pasen sus buenos analgésicos, y ya después de eso los cuidados postoperatorios.

Los cuidados postoperatorios son sumamente importantes. Desde el ultrasonido, que es importantísimo, de 1 o 3 mHz, da igual, pero todos los días por mínimo unos 15 días. También el masaje que elimina los líquidos es muy importante. Si hay una zona que no se elimina, el médico la verá y a través de un piquete saca ese líquido. Así ya no hay mayor problema.

Yo creo que esos son los dos cuidados más importantes después de la cirugía. Luego de eso, quizás alguna crema para la piel y utilizar carboxiterapia para las zonas de fibrosis, zonas de mejor circulación. Teniendo estos cuidados, como paciente tendrás un resultado maravilloso.

Cabe recalcar que nunca se debe mentir en los análisis preoperatorios, pues es crucial, por ejemplo, analizar en los resultados de laboratorio el dímero D, que es una sustancia que nos dice qué tantas probabilidades tiene el paciente de tener una trombosis. Esto, aparte de la biometría hemática, para saber qué nivel de hemoglobina presenta; igualmente, los tiempos de coagulación, de glucosa para ver si no existe diabetes (porque acuérdate que son enemigos silenciosos). Asimismo, toma de la presión, que nos ayuda a hacer mucho más segura una cirugía.

Y, por último, recalcaría que te cerciores de que tu médico tenga a un buen anestesiólogo y un buen medico internista que puedan ayudar juntos como equipo a sacar adelante cualquier complicación.

Hoy en día se vende la tecnología. ¿Por qué digo "se vende"? Porque se puede hacer una lipoescultura con grandiosos resultados, como es el caso de Heidi, paciente que pongo abajo, sin usar ninguna tecnología. Los resultados van a ser espectaculares. La tecnología se usa en aquellos pacientes donde queremos mejorar la retracción de la piel. Pondré un ejemplo burdo: hay aparatos que pueden ser un Volkswagen y otros un Mercedes Benz. Quiero decir con esto que hay aparatos chinos, coreanos, norteamericanos, etc., que ayudan y mejoran, pero no es lo mismo que un equipo Vasser por ejemplo, que tiene las características de seguridad y de eficiencia, o también existen los J-Plasma, así como otros aparatos que están saliendo en el mercado. Por eso debes preguntarle a tu doctor con qué aparato te va a operar, para que no te esté cobrando la renta de un aparato como un Vasser, que cuesta más de un millón de pesos, a diferencia de un aparato chino, que sale en cerca de 100,000 pesos su renta.

LIPOSUCCIÓN

LIPOTRANSFERENCIA A GLÚTEO

LIPOESCULTURA

Para poder ver las imágenes ilustrativas de este capítulo, escanea el código QR o visita la página web: https://10manerasdeserbellaynomorirenelintento.com

CAPÍTULO 13:

Tips antienvejecimiento

Cámara hiperbárica

La cámara hiperbárica es un tratamiento que todos deberíamos llevar, no solamente después de un procedimiento quirúrgico o uno en medicina estética, sino como parte de nuestro estilo de vida. Nosotros estamos respirando oxígeno en el aire al 21 % (si bien nos va); en las grandes ciudades, al 18 % o 17 %. ¿Qué es lo que necesitamos? En la cámara hiperbárica nosotros vamos a respirar oxígeno al 100 %, por lo que eso ya es muy benéfico para nosotros, pero, además, lo importante de la cámara hiperbárica es que debe ser una cámara de acero que aguante mínimo bajar 3 atmósferas; esto es muy importante. Si baja menos, no estamos haciendo medicina hiperbárica, y de nada sirve.

Lentamente, el operador de la cámara hiperbárica debe ir bajando las atmósferas para que tú puedas ir sintiendo el procedimiento con comodidad. Puedes experimentar alguna molestia, como que se tapan los oídos; eso es normal: con tragar saliva o masticar chicle es más que suficiente para quitar la molestia.

Ahora bien, cuando llegamos a las 3 atmósferas, nosotros nos colocamos las mascarillas para recibir oxigenación al 100 %, pero ¿qué es lo que estamos logrando con esto? Es como si nuestro cuerpo sufriera una compresión, como si fuera un submarino bajo el agua. Con esto se comprimen las paredes, se comprime nuestro cuerpo, y entonces el oxígeno que antes llegaba a un punto de este, ahora va a llegar más lejos; es decir, todo se oxigena a más distancia: corazón, cerebro, hígado, páncreas, cabello, la cicatriz de una cirugía, etc. También ayuda a desinflamar, porque, obviamente, al abrir la circulación y al abrir la oxigenación, se mejora muchísimo la recuperación de una cirugía en esa área.

Por esos beneficios es que incluso deportistas de alto rendimiento usan cotidianamente este tratamiento. Algunos hasta llegan a dormir en ella. Con que tú te hagas una sesión cada quince días, o aunque sea una vez al mes, estás mejorando tanto tu salud interna como la belleza externa de tu cuerpo. Es muy recomendable este tratamiento.

Terapia de quelación

La terapia de quelación es muy importante después de la cámara hiperbárica, sobre todo después de cualquier proceso traumático. Se trata de meter antioxidantes al cuerpo. De hecho, de manera rutinaria, nosotros deberíamos tomar antioxidantes para revertir el proceso de envejecimiento del cuerpo, el cual empieza a los treinta años. Si eres una jovencita menor a esa edad, bueno, no es muy conveniente, salvo que hubieras tenido algún evento de estrés en tu salud, o como muchas veces pasa en algunas pacientes que he tenido, después de unas fiestotas, pues si es conveniente ponerle una sesión de antioxidantes y vitaminas para que ayude a recuperar su cuerpo tras todo ese daño.

La terapia de quelación es mucho más que una terapia de antioxidantes, pues si bien contiene estos, es muy importante que tomemos en cuenta que también incluye un medicamento que se llama EDTA (ácido etilendiaminotetraacético), por lo que todos los beneficios de la terapia de quelación son inmensos.

Para lo que está aprobado por la FDA y para lo que está aprobado por la COFEPRIS, como eliminar los metales pesados de la sangre, es buenísima la quelación. ¿Qué pasa con este tema? Tú vives en una ciudad contaminada con plomo y las emisiones de los carros, entonces tú estás adquiriendo plomo para tu organismo. Si tú revisas todos los signos y síntomas que causa el plomo en la sangre, verás que muchas veces coinciden con una sintomatología que tú puedes llegar a tener como son dolores de cabeza de vez en cuando, entre otras cosas. También hablamos de contaminación por aluminio, arsénico, mercurio.

Con todos los metales pesados, lo que hace el EDTA, es eliminarlos por completo vía urinaria. Con 3 gramos de este medicamento, tú puedes lograr desechar los metales pesados de tu sangre y con eso aumentar muy probablemente tu vitalidad, tu duración en años y también, por qué no decirlo, mejorar el rendimiento sexual de tu pareja, porque ayuda a la vasodilatación de los vasos sanguíneos y es una excelente terapia.

En lo personal, le agrego muchos antioxidantes, complejo B, garcilasa, vitamina C, vitamina A, algunos glutation y algunos otros antioxidantes; pero la base debe de ser el EDTA. Te lo recomiendo ampliamente. Estoy seguro de que te va a servir para que tu cuerpo esté sano, lo que se refleja en tu cara y todos los aspectos estéticos.

Pellets

Hoy en día, está muy de moda el uso de los pellets.

¿Qué son las hormonas bioidénticas o pellets?

A partir de los treinta años, vamos en picada en nuestro rendimiento hormonal. Si eres hombre, debes pedir un perfil hormonal de testosterona libre y testosterona total, y vas a ver que anda por los suelos, por lo que debemos subirla. Si eres mujer, hablamos de progesterona, estrógenos, igualmente en niveles bajo. En este perfil hormonal, te toman una muestra de sangre. Muchas veces, en el mismo laboratorio te fabrican un pellet o crema hecha únicamente para balancear tus niveles hormonales, o sea hecha sólo para ti, especialmente.

Sobre esto, tengo que decirte algo: es más comercial que otra cosa. ¿Por qué? Porque deberían hacerte una pequeña incisión y ahí meter los pellets. Si bien es un procedimiento mínimamente invasivo, es más caro porque el Doctor tuvo que ponerse los guantes.

En lo personal, para mi vida diaria, prefiero más las cremas, porque tienen una absorción que va a permitir que recuperes mejor tus niveles hormonales. En mi caso, yo uso DHEA y plagestosterona, que es un precursor de la testosterona, la cual me la aplico todos los días en las muñecas.

En conclusión, sí te recomiendo las hormonas bioidénticas, pero en cremas de uso diario.

**Para poder ver las imágenes ilustrativas de este capítulo, escanea el código QR o visita la página web: https://10manerasdeserbellaynomorirenelintento.com*

CAPÍTULO 14:

Bloopers

Blooper 1

Una de mis pacientes fue a verme para consulta porque presentaba en la zona de la cara, específicamente en la zona de las mejillas, mucho abultamiento de grasa. Por lo que entonces procedimos a hacerle una lipoescultura facial con sedación y anestesia local. La paciente me encargó mucho que cuando terminara la cirugía ya no tuviera esos abultamientos. Durante el procedimiento, la paciente, quien se encontraba despierta y consciente, pero ya anestesiada, y yo encontrándome, trabajando ya la zona, noto que la paciente comienza a decir: "Las ardillas, las ardillas".

Repetía una y otra vez lo mismo, por lo que yo pensé que estaba viendo ardillas, así que me volteo y le digo al anestesiólogo: "Oye, ¿qué le pusiste a la paciente, que anda viendo ardillas?". Él me contestó: "Lo de siempre y rutina, doctor". Seguí trabajando, pero la paciente me repetía una y otra vez: "Las ardillas, doctor, las ardillas, las ardillas, las ardillas". Así como tres o cuatro veces hasta que terminó la cirugía. Como fue un procedimiento totalmente ambulatorio, después terminar fue tanta mi curiosidad que le dije: "Yo estaba preocupado, señora, porque usted veía ardillas". Ella me contestó: "No, doctor, me refería a que usted me quitó los cachetes que parecían de ardilla". Eso fue un caso fuera de serie.

Blooper 2

No todo es color de rosa en la cirugía estética, pues tenemos pacientes muy buenas, como la paciente Laura, quien aparece en el banner y a quien hace cuatro años operé. Una paciente muy juiciosa, quien siempre estuvo muy atenta a las indicaciones. Pero también tenemos el caso de Natalie, que es la otra paciente que sale en el otro en el otro banner y quien tiene cuatro meses que lo operé. Resulta que Natalie, a las cuatro horas de que la operé, me manda una foto quitándose el vendaje con un mensaje diciéndome: "Me quedaron preciosos mis senos, doctor". Inmediatamente le escribí y le hablé para decirle: "Qué bonito que te hayan gustado, pero que te pongan otra vez la bendita venda, por favor". Desde entonces empezó mi calvario con esta mujer.

A la semana de haberse operado, se fue a Los Cabos de vacaciones con unos amigos. No se tomaba el medicamento. Hasta que un día, un compañero que me hacía el favor de verla en Ciudad de México, el Doctor Mario Luna, gran amigo y colega, le dio un ultimátum: si no se portaba bien ni seguía las indicaciones que se le daban, le quitarían las prótesis. La paciente lloró, hizo berrinche y ya sólo le faltó tirarse al piso, pero gracias a ese ultimátum entendió. Gracias a Dios, ya llevamos cuatro meses de postoperatorio: todo está excelente. Ella quedó muy bien y, aunque ella era quedó bien marcada.

Con todo respeto, estas son de las pacientes con las que, como médico, no quieres toparte. Al final de tanto estar batallando con ella, hicimos una bonita amistad y la invité a que formara parte de este libro.

Blooper 3:

El caso de Doña 'Nachita' es uno real de una paciente mía. Esta señora era una paciente ya mayor con un carácter muy especial (que podría llamarse grosero y podría llamarse difícil). Doña 'Nachita' tomó en mi clínica un paquete de control de peso, con tratamientos de aparatología y mesoterapia para reducir medidas; pero esta señora siempre llegaba con un churro en la mano, comiendo papitas e incluso a veces con tamales. Nosotros le decíamos durante las citas: "Así no vamos a poder llegar a ningún lado". Ella, por supuesto, se enojaba y los detallaba. Por dos meses yo me esforcé en tratar de hacer de bajar de medidas hasta que descubrí que realmente Doña 'Nachita' nada más iba a platicar conmigo, no iba a hacerse el tratamiento. Al final ella fue una paciente a la cual recuerdo con mucho cariño.

Bloopers 4

Esta paciente era de Coatzacoalcos, Veracruz. Un día llegó para realizarse un tratamiento de nariz y busto. La operamos sin mayor problema. La cirugía transcurrió sin complicaciones, así como su recuperación. Pero, al quinto día, llamó a mi consultorio, diciéndome que se le había abierto un poco la herida y que estaba preocupada. Preocupado, le pregunto si había pasado algo en estos días o si había hecho algún esfuerzo. Ella me contestó: "Ay, ¿qué cree, Doctor? Es que como me sentí muy bien fui a un juego de futbol soccer de primera división, del Veracruz". Mientras yo no lo podía creer, ella me dijo que, durante el festejo en el estadio, le había caído cerveza en la herida y que pensaba que el esfuerzo le pudo haber causado que se le abriera. Inmediatamente le dije que se trasladara a Xalapa, a mi consultorio.

Ella me dijo que no tenía dinero, ya que había terminado sin recursos, pues lo que tenía se lo gastó en la cirugía. Debido a mi ética de trabajo, no la podía dejar así, porque sabía que se podía infectar su herida; no intervenir iría en contra de mi ética profesional y de mi prestigio. Fue entonces que le mandé un chofer para que fuera por ella y la hospedara en un hotel cercano a la clínica. Nosotros nos hicimos cargo de sus gastos médicos, de hospedaje y de sus alimentos (desayuno, comida y cena) por quince días. Todo ese tiempo la estuve atendiendo hasta que se sanó la herida y no hubo rastros de infección, con lo que pudimos mandarla de alta a su casa. Después de eso, nos hicimos buenos amigos y hasta la fecha me envía saludos y buenos deseos.

**Para poder ver las imágenes ilustrativas de este capítulo, escanea el código QR o visita la página web: https://10manerasdeserbellaynomorirenelintento.com*

CAPÍTULO 15:

La psicología de la intervención

Con la participación de la Psicóloga Andrea Sarmonikas.

La cirugía estética no es sólo una transformación física, también involucra dinámicas psicosociales complejas tanto para el paciente como para los equipos médicos. Es por eso por lo que, durante mi investigación, me preocupó descubrir que los factores psicosociales del paciente han entrado en discusión sólo en los últimos años y que la posición psicosocial del equipo médico parece no ser considerada en absoluto.

Derivado de lo anterior, en este capítulo quiero enfatizar la importancia de comprender los elementos psicosociales de una paciente y de este campo de medicina, para así lograr resultados más integrados, exitosos, satisfactorios y seguros.

En un mundo donde los estándares de belleza han sido definidos de manera estrecha, el Instituto de Estudios Superiores en Medicina ofrece una innovación holística que está transformando la industria de la cirugía estética en México y el mundo. Este enfoque revolucionario, nacido del Dr. Marco Antonio Conde, desde hace más de diez años, está reflejado en el trabajo que se realiza en el programa holístico de la Fundación 'Mírate y Sé Feliz'.

Este programa de cirugía estética coloca el cuidado holístico de cada mujer en primer plano, reconociendo que la verdadera belleza y bienestar van más allá de la transformación física. Este modelo abarca el desarrollo integral de la mente, el cuerpo y el ser de cada paciente.

Bienvenidos, a un mejor modelo para un mejor futuro, más seguro y mucho más hermoso.

Un enfoque más holístico considera la interacción y la influencia mutua entre los aspectos biológicos, psicológicos y sociales de una intervención estética, reconociendo que estos factores son esenciales para una atención integral, segura y de calidad.

Por ello, es crucial que, como paciente, comprendas la importancia integral de una intervención médica antes de considerar una cirugía estética. Esto implica no sólo evaluar este campo médico, sino también tu salud física, tu bienestar emocional y tus relaciones sociales. Al abordar tus necesidades biopsicosociales antes de un procedimiento, te prepararás adecuadamente para una intervención y aumentarás tus posibilidades de obtener resultados exitosos, satisfactorios y seguros.

Así mismo, el estado mental del equipo médico es otro factor vital durante una cirugía exitosa. La empatía, la comunicación efectiva y el enfoque centrado en el paciente son elementos cruciales que deben estar presentes durante todo un procedimiento. Un equipo médico comprometido con tu bienestar emocional y físico brindará una atención más segura y reconfortante. Después de un procedimiento, el cuidado biopsicosocial continúa siendo de suma importancia para una recuperación satisfactoria. El apoyo emocional y social, así como un seguimiento adecuado por parte del equipo médico, son fundamentales para garantizar que te sientas respaldada y cuidada en todo momento.

Durante esta lectura, también vamos a profundizar los aspectos más pragmáticos de una intervención, explorando los cuidados desde la perspectiva de una paciente antes de someterse a un procedimiento, así como el estado mental del equipo médico durante el proceso y los cuidados posteriores al procedimiento. Por esta razón, este capítulo incluye un ejemplo de un modelo de cuidado biopsicosocial para pacientes y equipos médicos, que busca inspirar que los procedimientos de cirugía estética no sean simplemente transformaciones superficiales, sino viajes transformadores hacia un bienestar físico, psicológico y social mejorado.

El capítulo concluye enfocándose en las responsabilidades asociadas a un procedimiento estético exitoso. Es crucial reconocer que la responsabilidad no se limita al equipo médico, sino que todos los involucrados tienen un papel vital en el proceso. Estas responsabilidades recaen en múltiples entidades, incluyendo:

- El equipo médico
- El paciente
- La red de apoyo social del paciente
- Y el organismo gubernamental reconocido que supervisa la formación en cirugías estéticas en tu país

Al terminar de leer este capítulo, obtendrás una nueva perspectiva sobre el futuro de la cirugía estética de calidad y la importancia del consentimiento informado en cada paso del camino. También te llevarás un plan personal de autocuidado holístico, que te servirá como guía para comenzar tu viaje hacia una transformación más completa.

En última instancia, el éxito de una cirugía estética va más allá del aspecto físico: abarca tu bienestar en su totalidad. Al asumir un enfoque holístico y colaborativo con el equipo médico, tu red de apoyo social y las entidades regulatorias, estarás contribuyendo a una experiencia enriquecedora y positiva en tu viaje hacia una transformación integral. Recuerda que cada paso que tomas hacia la mejora de tu bienestar físico y psicológico es un paso significativo hacia una mayor calidad de vida y un florecimiento personal duradero.

Un modelo más integral

(Elementos biopsicosociales)

Para comenzar, permíteme explicarte qué significa "biopsicosocial" y cómo está relacionado este término con los modelos holísticos de medicina y longevidad, así como su relevancia para el futuro de la cirugía estética mejorada y en armonía con tu florecimiento como persona.

El concepto *biopsicosocial* reconoce que la salud física y la salud mental no están determinadas únicamente por factores biológicos, sino que también son influenciadas por aspectos psicológicos y sociales. Este enfoque comprende la interconexión de diversas facetas de tu vida y cómo estas impactan en tu salud y funcionamiento en general.

En el contexto de los modelos holísticos de medicina y longevidad, el enfoque biopsicosocial es fundamental para entender cómo percibes tu belleza, tu salud y tu bienestar. La medicina holística enfatiza la importancia de considerarte como un ser completo, incluyendo tus aspectos físicos, mentales, emocionales y sociales, en lugar de simplemente tratar tu salud y sentido de belleza de una manera aislada.

A medida que la sociedad avanza, cada vez se reconoce más la conexión entre la apariencia física, el bienestar y la longevidad. El futuro de la cirugía estética radica en adoptar un enfoque centrado en ti, que valore no sólo las transformaciones físicas, sino también las transformaciones psicológicas. Además, un futuro de cirugía estética mejorada debe priorizar consideraciones éticas, formación formal, seguridad del paciente y una comunicación transparente. El enfoque biopsicosocial puede desempeñar un papel vital en promover prácticas responsables y asegurar que estés bien informada y participes activamente en tu atención médica.

Esperamos que esta información te sea útil al considerar cualquier decisión relacionada con la cirugía estética.

La psicología del paciente

Un paciente psicológicamente preparado tiene más probabilidades de experimentar resultados quirúrgicos positivos, abrazar el proceso transformador y salir del procedimiento con una mayor confianza en sí mismo y una sensación general de bienestar. A continuación, se presentan algunos factores que considerar respecto a la preparación psicológica.

Preocupaciones sobre la imagen corporal

Muchas personas que buscan cirugía estética tienen preocupaciones sobre su imagen corporal y pueden experimentar dismorfia corporal. Pueden percibir defectos o imperfecciones que otros pueden no notar, lo que lleva a la insatisfacción y angustia. Comprender estas preocupaciones es fundamental para que los profesionales de la salud aborden las motivaciones de los pacientes y aseguren que la cirugía sea una opción adecuada.

Expectativas irrealistas

Los pacientes pueden tener expectativas poco realistas sobre los resultados potenciales de la cirugía estética. Pueden anticipar que el procedimiento cambiará radicalmente sus vidas o resolverá problemas emocionales subyacentes. Asegurarse de que los pacientes tengan expectativas realistas a través de la comunicación abierta y la orientación es esencial para evitar la insatisfacción después de la cirugía.

Motivaciones emocionales

Factores emocionales, como la baja autoestima, la presión social o el deseo de cumplir con los estándares de belleza de la sociedad, pueden desempeñar un papel importante en la decisión de someterse a una cirugía estética. Es fundamental que los pacientes evalúen sus motivaciones y consideren métodos alternativos, como la terapia, para abordar los problemas emocionales antes de optar por la cirugía.

En conclusión, cuando se trata de cirugía estética, adoptar una perspectiva biopsicosocial significa considerar no sólo los cambios físicos que puede generar el procedimiento, sino también las implicaciones psicológicas y sociales que esto conlleva. Es por eso por lo que tus motivaciones, expectativas y preparación emocional son aspectos fundamentales que debemos evaluar antes de que decidas someterte a cualquier intervención estética.

Un paciente física y psicológicamente sano

La importancia de ser un paciente físicamente sano y psicológicamente preparado no puede ser exagerada cuando se trata de ser aprobado para una cirugía estética. Los procedimientos estéticos, al igual que cualquier otra cirugía médica, implican riesgos inherentes, y asegurarse de que estés en buen estado de salud física y psicológica es elemental para minimizar posibles complicaciones y garantizar resultados exitosos.

Estar físicamente sano es básico para resistir las demandas físicas de la cirugía y el proceso de recuperación posterior. Una evaluación médica completa antes del procedimiento ayuda a identificar cualquier condición médica preexistente que pueda afectar la seguridad y conveniencia de la cirugía. Ciertas condiciones de salud, como la hipertensión no controlada, enfermedades cardíacas o diabetes, pueden aumentar el riesgo de complicaciones durante la cirugía. Por ello, resulta vital que abordes estos problemas con tu proveedor de atención médica antes de someterte a cualquier procedimiento estético.

Además, mantener un estilo de vida saludable a través de ejercicio regular, una dieta equilibrada y evitar hábitos perjudiciales como fumar o consumir alcohol en exceso puede contribuir significativamente a obtener mejores resultados quirúrgicos. Un cuerpo fuerte puede tolerar mejor las exigencias de la cirugía, lo que reduce el riesgo de complicaciones posoperatorias.

La preparación psicológica es igualmente crucial para una experiencia exitosa en cirugía estética. La decisión de someterte a un procedimiento estético no debes tomarlo a la ligera; es esencial que tengas una comprensión clara y realista de tus motivaciones y expectativas.

La cirugía estética no debe verse como una solución para problemas emocionales profundos o de autoestima. Los pacientes con problemas psicológicos no resueltos pueden tener un mayor riesgo de experimentar insatisfacción o decepción después de la cirugía, ya que esta puede no satisfacer sus necesidades emocionales.

Una evaluación psicológica exhaustiva antes del procedimiento puede identificar inquietudes emocionales o problemas de imagen corporal que requieran atención antes de la cirugía. Los pacientes que están psicológicamente preparados para la cirugía son más propensos a tener una perspectiva positiva, mayor satisfacción con los resultados y una recuperación más suave.

Además, contar con un sólido sistema de apoyo de amigos y familiares desempeña un papel importante en el bienestar psicológico del paciente antes y después de la cirugía. Contar con una red de apoyo confiable y cariñosa puede proporcionar tranquilidad emocional, comprensión y aliento durante todo el proceso.

En última instancia, la combinación de salud física y preparación psicológica es imperativa para determinar tu elegibilidad para una cirugía estética. Estar físicamente sano minimiza el riesgo de complicaciones quirúrgicas, mientras que la preparación psicológica asegura que tengas expectativas realistas y estés emocionalmente preparado para el viaje transformador. Al priorizar ambos aspectos del bienestar, aumenta la probabilidad de tener una experiencia positiva y gratificante en la cirugía estética que mejore tu autoconfianza y bienestar general.

Un paciente informado y responsable

Un paciente informado y responsable posee un poder significativo en la industria de la cirugía estética. Cuando las personas se toman el tiempo para educarse, comprender sus opciones y tomar decisiones informadas, se convierten en participantes activos en su propio viaje de atención médica. Este empoderamiento no sólo garantiza mejores resultados para el paciente, sino que también impacta positivamente en toda la industria al promover prácticas éticas, seguridad del paciente y atención médica responsable.

Este libro fue escrito con el objetivo principal de empoderar a los pacientes para que se conviertan en tomadores de decisiones informados y responsables en el ámbito del desarrollo de su belleza y salud. Al proporcionar información completa sobre los aspectos psicológicos de los procedimientos estéticos, el capítulo dota a los lectores de conocimientos valiosos para navegar por su viaje de cirugía estética con confianza. Por ejemplo, un paciente informado:

- Tiene la capacidad de investigar y buscar instalaciones médicas y cirujanos de buena reputación, lo que asegura que su bienestar y seguridad sean la máxima prioridad durante el proceso de cirugía estética.

- Comprende los riesgos potenciales, los beneficios y las limitaciones de un procedimiento. Esta información permite a los pacientes puedan establecer expectativas realistas para sus resultados. Esto ayuda a evitar decepciones y garantiza que los objetivos del paciente estén alineados con los resultados alcanzables.

- Esté mejor armado con conocimientos sobre las consideraciones éticas y las prácticas estándar en la industria. Los pacientes informados pueden defender con confianza sus derechos y preferencias a lo largo del viaje quirúrgico.

- Sabe preguntar acerca de la formación, experiencia y especialización del equipo médico en el procedimiento específico que busca. Esto asegura que esté en manos de profesionales competentes que han recibido una formación adecuada.

- Comprende el impacto psicológico de los procedimientos estéticos. Esto permite a los pacientes abordar cualquier preocupación emocional o problema de imagen corporal antes, durante y después de la cirugía.

- Apoya las prácticas éticas al elegir instalaciones médicas y profesionales que prioricen el bienestar del paciente y el consentimiento informado.

Al asumir la responsabilidad de sus decisiones de atención médica, los pacientes fomentan una cultura de responsabilidad dentro de la industria de la cirugía estética. Los pacientes informados contribuyen a elevar el estándar de atención, promover pautas éticas y apoyar a equipos médicos comprometidos con prácticas compasivas y centradas en el paciente. A medida que los pacientes se convierten en defensores informados y responsables de su salud, adquieren poder para dar forma a un futuro en el que la industria de la cirugía estética prospere en transparencia, ética y atención centrada en el paciente.

Modelo de estrategias de cuidado holístico: un antes, durante y después de una cirugía estética

Tu viaje comienza mucho antes de entrar a la clínica; un proceso estético se inicia con una investigación exhaustiva y la preparación de tu bienestar físico, social y psicológico. Para apoyarte en esta tarea, hemos preparado una lista de estrategias de cuidado holístico que te puede guiar a lo largo de todo un proceso.

Sección 1: Cuidado preoperatorio

Bienestar Psicológico

- Practica técnicas de atención plena como la meditación o ejercicios de respiración profunda para manejar la ansiedad preoperatoria y fomentar el bienestar emocional.

- Establece expectativas realistas y comunica abiertamente a tu equipo médico tus metas y preocupaciones sobre los resultados del procedimiento.

- Cultiva técnicas de manejo del estrés como el yoga o llevar un diario para hacer frente de manera efectiva al estrés previo a la cirugía.

- Si es necesario, sométete a una evaluación psicológica para abordar posibles problemas de salud mental y asegurar que estás emocionalmente preparado para la cirugía.

- Reflexiona sobre tus motivaciones y expectativas para la cirugía estética. Asegúrate de que tu decisión sea por razones personales y no influenciada por presiones externas.

- Trabaja en aceptar tu imagen corporal única y evita compararte con estándares poco realistas.

Consideraciones Médicas

Asegúrate de que el procedimiento se ajuste a los estándares éticos acordados y siga los protocolos de consentimiento informado.

- Haz posible la oportunidad de hacer preguntas o expresar inquietudes antes de que comience el procedimiento.

- Investiga sobre el procedimiento y busca un equipo médico calificado y con experiencia en la cirugía estética específica que deseas. Comunica claramente tus expectativas y deseos con el equipo médico.

- Investiga las prácticas éticas de la instalación médica y del cirujano.

- ¿Has buscado recomendaciones y reseñas de pacientes anteriores para evaluar la reputación y los estándares éticos del cirujano?

- ¿Te sometieron a una evaluación médica completa para determinar su elegibilidad para el procedimiento estético?

- Habla con el anestesiólogo sobre el tipo de anestesia que se utilizará y cualquier inquietud o alergia antes del procedimiento.

Bienestar Físico

- Prioriza una dieta nutritiva con muchas frutas, verduras, proteínas magras y granos integrales para apoyar el proceso de curación de tu cuerpo.

- Incorpora actividad física adecuada para tu estado de salud y tipo de procedimiento para promover la salud cardiovascular y el bienestar general.

- Si fumas, déjalo al menos seis semanas antes de la cirugía para reducir el riesgo de complicaciones y mejorar la cicatrización de heridas.

- Discute todos los medicamentos, suplementos y vitaminas con tu equipo médico para determinar cuáles deben suspenderse o ajustarse antes del procedimiento.

- Sométete a una evaluación médica completa para confirmar que estás físicamente apto para la cirugía. Discute cualquier afección médica preexistente y cualquier medicamento que estés tomando con el equipo médico.

Bienestar Social

- Establece un sólido sistema de apoyo con amigos y familiares que puedan brindarte aliento, ofrecer diversas perspectivas y ánimo durante todo el proceso. Tener una red de apoyo sólida puede ayudarte a enfrentar cualquier ansiedad o preocupación.

Sección 2: Cuidado durante un procedimiento

- Confía en la experiencia y habilidades del equipo médico durante el procedimiento. Relájate y mantén una comunicación abierta si tienes alguna inquietud.

- Practica técnicas de relajación como la respiración profunda para manejar la ansiedad durante el procedimiento.

- Lleva a alguien de confianza contigo el día de la cirugía para brindarte apoyo emocional y ayudarte durante el proceso. Es muy importante asegurarse de contar con alguien confiable que haga compañía el día del procedimiento y asista durante el período de recuperación.

- Mantén a tu acompañante de confianza informado sobre el proceso y confía en su asistencia y apoyo.

- Establece una comunicación abierta con el equipo médico durante el procedimiento, expresando cualquier preocupación, incomodidad o pregunta que surja.

Sección 3: Cuidado después del procedimiento

- Mantenga una dieta equilibrada y mantente hidratado durante el período de recuperación para apoyar el proceso de curación de tu cuerpo.

- Sigue todas las indicaciones del equipo médico para el cuidado postoperatorio. Esto incluye medicación, cambios de vendajes y cualquier recomendación específica.

- Cumple estrictamente con las instrucciones de atención postoperatoria proporcionadas por el equipo médico para optimizar la curación y minimizar complicaciones.

- Permítete tiempo para la recuperación y comprende que la curación es un proceso gradual. No te presiones para recuperarte más rápido de lo recomendado.

- Mantén comunicación con tu red de apoyo para recibir apoyo emocional durante la fase de recuperación.

- Además de tu dieta saludable, realiza actividad física de acuerdo con las recomendaciones del equipo médico y evita actividades que puedan afectar negativamente tu recuperación.

- Asiste a todas las citas de seguimiento con el equipo médico para asegurarte de que estás progresando adecuadamente.

- Confirma que la atención postoperatoria se ajusta a las pautas éticas acordadas y que incluye instrucciones claras para la recuperación.

- Infórmate sobre los posibles riesgos y complicaciones, y busque atención médica inmediata si surge alguna preocupación.

- Continúe apoyándose en tu red de soporte para obtener tranquilidad emocional y asistencia práctica durante el período de recuperación.

- Comparte tu proceso de recuperación con tus seres queridos para mantener un sentido de conexión y apoyo.

- Sé paciente contigo mismo y permite tiempo para ajustarte emocionalmente a los cambios generados por el procedimiento.

- Busca apoyo psicológico, si es necesario, para abordar cualquier desafío emocional que pueda surgir durante la fase de recuperación.

Tu historia de éxito comienza con las decisiones que tomas hoy. Abraza el cuidado holístico. Nutre tu mente y cuerpo para emprender tu viaje de cirugía estética con confianza y empoderamiento.

La psicología del médico

La psicología del médico durante el procedimiento es de suma importancia, ya que impacta directamente en la experiencia quirúrgica general y los resultados para el paciente. Un equipo médico compuesto, bien entrenado y centrado puede navegar con eficacia por las complejidades del procedimiento, así garantiza precisión y atención al detalle. El bienestar del equipo influye en su comunicación, trabajo en equipo y toma de decisiones, aspectos cruciales para una cirugía exitosa. Un equipo médico cohesionado y solidario fomenta un entorno positivo y tranquilizador, lo que contribuye a reducir los niveles de estrés para el paciente y a procesos intraoperatorios más fluidos. Además, un equipo médico seguro y empático aumenta la confianza y satisfacción del paciente.

Habilidad técnica y confianza

Los equipos médicos deben mantener un alto nivel de habilidad técnica y confianza durante los procedimientos cosméticos. Esta confianza no sólo influye en el resultado quirúrgico, sino que también brinda seguridad al paciente; de este modo, crea una alianza terapéutica positiva.

Responsabilidad ética

La responsabilidad ética de un médico que trabaja dentro de su campo y obtiene reconocimiento gubernamental para su especialidad en cirugía estética y registro de licencia es de suma importancia. Al buscar la especialización y el reconocimiento oficial, el médico demuestra su compromiso con la excelencia y la seguridad del paciente en el campo de la cirugía estética. Este proceso implica cumplir con los estándares de formación y competencia requeridos, lo que garantiza que el médico esté debidamente capacitado y calificado para realizar procedimientos estéticos.

Enfoque y concentración

Realizar cirugías requiere un enfoque estricto y concentración. Los cirujanos deben manejar el estrés y las distracciones para garantizar la precisión y minimizar el riesgo de complicaciones.

Empatía e inteligencia emocional

Si bien el equipo médico se enfoca en los aspectos técnicos del procedimiento, también debe ser empático e inteligente emocionalmente. Reconocer y responder al estado emocional del paciente puede crear un entorno de apoyo y confianza durante la cirugía.

Enfrentar situaciones inesperadas

La cirugía puede ser impredecible; es decir, pueden surgir situaciones inesperadas. El equipo médico debe adaptarse rápidamente, resolver problemas de manera efectiva y manejar cualquier complicación que pueda presentarse. Para hacer esto, el equipo médico debe contar con protocolos de vanguardia para la cirugía estética médica en caso de una emergencia. Cualquier persona puede usar una cánula, pero sólo un equipo de especialistas en medicina cosmética bien capacitado y supervisado sabrá qué hacer en caso de que la cánula perfore el pulmón de un paciente, por ejemplo.

Responsabilidad Médica

La importancia de un médico que asuma responsabilidad es fundamental en el ámbito de la salud. Un médico responsable es el que se compromete a brindar una atención de calidad, segura y ética a sus pacientes. Esto implica tomar decisiones informadas y basadas en evidencia, comunicarse de manera clara y compasiva con los pacientes, y ser diligente en el seguimiento de su progreso y bienestar. Un médico responsable se preocupa por el bienestar integral de sus pacientes. Asimismo, asume la responsabilidad de corregir errores y aprender de ellos, buscando constantemente mejorar su práctica médica. La responsabilidad médica es un pilar fundamental para establecer una relación de confianza entre el médico y el paciente, y garantizar que la atención médica sea segura, efectiva y centrada en el paciente.

La importancia de un protocolo biopsicosocial integral y multi equipo

(Avanzando el bienestar del paciente y los resultados)

Al abordar los aspectos físicos, psicológicos y sociales de la experiencia del paciente, los equipos médicos pueden brindar una atención personalizada y compasiva que no sólo mejore la apariencia física, sino también fomente el crecimiento emocional y la confianza en sí mismo. A medida que la comunidad médica continúa abrazando el valor de los protocolos biopsicosociales, los pacientes pueden embarcarse en un viaje transformador hacia el empoderamiento personal y una experiencia de cirugía estética cosmética positiva y completa. A continuación, encontrarás elementos biopsicosociales que tú y tu equipo médico deberían tener en cuenta.

Sección 1: Atención preoperatoria

Evaluación holística

Una evaluación preoperatoria completa debe ir más allá de los factores físicos e incluir evaluaciones psicosociales detalladas. Esta evaluación permite que los equipos médicos identifiquen las motivaciones del paciente, las percepciones de la imagen corporal, el bienestar emocional, hábitos mal adaptativos, los apoyos sociales y rutinas de autocuidado del paciente y cualquier preocupación psicológica subyacente.

Evaluación psicológica

Incluir evaluaciones psicológicas ayuda a identificar a los pacientes en riesgo de trastorno dismórfico corporal o angustia emocional. La detección temprana permite intervenciones, derivaciones y apoyo adecuados, garantizando que los pacientes están psicológicamente preparados para el procedimiento.

Educación de los Pacientes

La implementación de un enfoque biopsicosocial durante las consultas preoperatorias permite que los equipos médicos eduquen a los pacientes sobre expectativas realistas, posibles desafíos emocionales y la importancia de un sistema de apoyo a lo largo de su trayecto.

Sección 2: Durante el procedimiento

Comunicación centrada en el paciente

Fomentar la comunicación abierta y la colaboración durante el procedimiento asegura que las inquietudes de los pacientes sean reconocidas; así se fomenta la confianza y la seguridad psicológica en el quirófano.

Manejo de la anestesia

La anestesia es un aspecto crítico de la experiencia quirúrgica. Los equipos médicos deben colaborar para adaptar enfoques anestésicos que prioricen la comodidad del paciente, minimicen el estrés y reduzcan el riesgo de reacciones emocionales adversas durante el procedimiento.

Sección 3: Atención postoperatoria

Seguimiento multidisciplinario

Un protocolo biopsicosocial requiere atención de seguimiento multidisciplinaria para abordar tanto la curación física como el bienestar emocional de los pacientes. La colaboración de cirujanos, psicólogos y personal de apoyo permite un enfoque integral para la recuperación postoperatoria de los pacientes.

Apoyo emocional

El bienestar psicológico es crucial durante la fase postoperatoria. Los equipos médicos pueden proporcionar apoyo emocional y servicios de asesoramiento psicológico capacitando a los pacientes para manejar las expectativas, enfrentar los desafíos de la recuperación y abrazar su transformación de manera positiva.

Sección 4: Integración de la curación física y psicológica

Rehabilitación integral

Al integrar la rehabilitación física y el apoyo psicológico, los pacientes pueden abordar los desafíos emocionales derivados del procedimiento, lo que mejora aún más su bienestar general.

Reforzamiento positivo

Reconocer y celebrar el progreso del paciente a lo largo de la recuperación fomenta una percepción positiva de sí mismo; ello refuerza los beneficios de un enfoque biopsicosocial.

¿Existe en tu país un instituto especializado en formaciones superiores en cirugía estética?

Ten en cuenta que es posible que tu país no cuente con un instituto especializado en formación superior en cirugía estética ya que esta área de especialización médica es una preocupación regulatoria en muchos países modernos. La mejor manera de asegurarte de que estás siendo operado por un equipo médico capacitado y seguro es solicitar el nombre de la institución donde se formaron en la cirugía que buscas. Por ejemplo, si necesitas un aumento de glúteos brasileño, asegúrate de que la escuela en la que se formaron se especializó en aumentos de glúteos brasileños. Puedes asegurarte de esto solicitando el nombre de la institución, los procedimientos cosméticos en los que se formaron y el año de su graduación, y luego puedes llamar directamente a la institución para asegurarte de que se hayan formado en el procedimiento cosmético que deseas someterte.

El paso final es solicitar pruebas de licencia para trabajar como cirujano estético. Recuerda que no todos los cirujanos pueden realizar un aumento de glúteos brasileño; ya sean cirujanos oftalmólogos y cirujanos reconstructivos capacitados en hospitales públicos con pacientes enfermos, no aprenden a realizar cirugías estéticas de esta manera.

El papel crucial de la seguridad psicológica

La seguridad psicológica de un procedimiento de cirugía estética es igualmente vital y no debe pasarse por alto. En esta parte del capítulo, profundizo en las razones por las que la seguridad psicológica es tan importante como los elementos fisiológicos en los procedimientos de cirugía estética.

Toma de decisiones informada

La seguridad psicológica es decisiva para garantizar una toma de decisiones informada durante todo el viaje quirúrgico. Cuando te sientes psicológicamente seguro, es más probable que compartas tus preocupaciones, hagas preguntas y expreses tus verdaderos deseos. Esta comunicación abierta fomenta una sólida relación médico-paciente, lo que permite que los equipos médicos comprendan mejor tus objetivos y, en consecuencia, adapten el procedimiento. Por tanto, estás mejor preparado para comprender los riesgos, beneficios y expectativas realistas de la cirugía, lo que lleva a decisiones más informadas.

Reducir la ansiedad preoperatoria

La ansiedad preoperatoria es una experiencia común para muchos pacientes sometidos a cirugía estética. El miedo a lo desconocido, las preocupaciones sobre el procedimiento y las inquietudes sobre el resultado pueden intensificar el estrés preoperatorio. Establecer seguridad psicológica ayuda a aliviar estas ansiedades al proporcionar un entorno de apoyo y empatía. Los equipos médicos pueden realizar evaluaciones psicológicas previas al procedimiento y ofrecer orientación para manejar el estrés asegurándose de que entres al viaje quirúrgico con una mayor resiliencia emocional.

Mejorar la recuperación postoperatoria

La seguridad psicológica juega un papel fundamental en facilitar una recuperación postoperatoria más fluida y exitosa. Los pacientes que se sienten emocionalmente seguros son más propensos a seguir las instrucciones de cuidado postoperatorio y a enfrentar eficazmente el proceso de curación. La capacidad de expresar preocupaciones, acceder a apoyo emocional y mantener expectativas realistas contribuye a una experiencia de recuperación positiva, lo que conduce a mejores resultados generales.

Gestionar preocupaciones sobre la imagen corporal

La cirugía estética a menudo aborda preocupaciones que los pacientes pueden tener sobre la imagen corporal. Al priorizar la seguridad psicológica, los equipos médicos tienen presentes problemas subyacentes de la imagen corporal y trabajan con los pacientes para establecer percepciones más saludables de sí mismos. Este enfoque proactivo fomenta el bienestar emocional y ayuda a los pacientes a sentirse más contentos y seguros con su apariencia.

Mitigar el trastorno disfórico de la imagen corporal

Para las personas con trastorno dismórfico de la imagen corporal (BBD, por sus siglas en inglés), una condición psicológica caracterizada por una preocupación obsesiva por defectos percibidos en la apariencia, la seguridad psicológica es especialmente crítica. El BDD puede llevar a la insatisfacción con los resultados quirúrgicos e impactar negativamente la salud mental. Al detectar el BDD y brindar el apoyo psicológico adecuado, los equipos médicos pueden ayudar a los pacientes a manejar su condición y tomar decisiones informadas sobre la cirugía.

Una transformación de paradigma

Para proteger a los pacientes y a los equipos médicos por igual, es necesaria una transformación de paradigma colocando las ganancias en último lugar y priorizando la ética, los estándares médicos basados en evidencia y la salud psicológica y física de las personas en primer plano. Un enfoque integral que abarque la atención pre-, durante y postoperatoria es esencial para abordar las necesidades multifacéticas de los pacientes.

Esto implica una evaluación psicológica exhaustiva de las motivaciones de los pacientes, sus expectativas y su preparación emocional para el procedimiento. Los equipos médicos deben estar capacitados con una formación que vaya más allá de las técnicas quirúrgicas, incluyendo el apoyo psicológico y las habilidades de comunicación para establecer relaciones sólidas entre médico y paciente. Además, las pautas éticas deben regir las prácticas de publicidad y marketing para garantizar la transparencia y evitar promesas poco realistas. La atención postoperatoria debe extenderse más allá de la curación física para abordar el bienestar emocional y las preocupaciones sobre la imagen corporal. Fomentar la comunicación centrada en el paciente, el apoyo empático y el acceso a servicios de asesoramiento puede crear un entorno de apoyo para la recuperación emocional de los pacientes.

Por sobre la atención individual, un esfuerzo colectivo de la comunidad médica es vital para estandarizar las prácticas basadas en evidencia, compartir conocimientos y avanzar continuamente en el campo de la medicina cosmética. La colaboración entre cirujanos plásticos, dermatólogos, psicólogos y otros especialistas puede llevar a una comprensión más completa de las necesidades de los pacientes y a planes de tratamiento personalizados. La responsabilidad por la evolución segura de la medicina cosmética se extiende a los organismos reguladores, los formuladores de políticas y la sociedad en su conjunto. Al abogar por protocolos integrales biopsicosociales, implementar regulaciones más estrictas y promover la conciencia sobre la importancia del bienestar psicológico, podemos crear un entorno que priorice la seguridad del paciente y la satisfacción general.

El futuro de la medicina cosmética radica en crear un modelo de atención médica y psicológica seguro y basado en evidencia que coloque el bienestar del paciente por encima de todo. Con un enfoque holístico que considere los aspectos físicos, psicológicos y sociales, podemos asegurar que las intervenciones cosméticas sean viajes transformadores hacia una mejor calidad de vida, longevidad y beneficios duraderos.

**Para poder ver las imágenes ilustrativas de este capítulo, escanea el código QR o visita la página web: https://10manerasdeserbellaynomorirenelintento.com*

CAPÍTULO 16:

La persona detrás del cirujano

Este capítulo se me ocurrió para que me conozcas un poquito mejor. Ya me conociste como médico, ahora quiero que me conozcas como persona.

Yo soy un hombre sencillo que viene de una familia trabajadora. Mis abuelos por parte de mamá eran panaderos. Mis abuelos paternos eran obreros. Mi papá fue el primer universitario de toda mi familia, gracias a una beca. Gracias a su estudio y posteriormente a su trabajo, pudimos pasar de clase baja a clase media.

Después él, con mucho esfuerzo, logró pagarme mi educación en una universidad de mucho prestigio como lo es la Universidad Autónoma de Guadalajara (UAG), una de las mejores instituciones privadas de educación superior. Eso se lo voy a agradecer toda la vida, porque me abrió los ojos, me hizo esforzarme mucho. Producto de ese esfuerzo saqué 10 en mi examen profesional. Fue cuando pude despegar económicamente, pues Dios me dio la oportunidad de ser bueno con mi trabajo como médico y también bueno para los negocios, por lo cual pude hacer empresas en México y en Estados Unidos.

Hace diez años formé mi fundación, en donde busco apoyar niños de escasos recursos y que puedan jugar futbol americano, que es un deporte que para mí fue mi pasión. Yo lo jugué muchísimos años y me dio la oportunidad de hoy estar en el Salón de la Fama del Futbol Americano Nacional y de ser seleccionado nacional de mi país. Yo apoyo más o menos a cuatrocientos niños, a los cuales les doy uniformes, gimnasio, entrenadores, viáticos, camiones, etcétera: todo lo necesario para jugar ese hermoso deporte. Quiero que el dinero no sea un impedimento para practicar un deporte tan bello, que te saca de las calles y te impide que llegues a las drogas, porque te quedas tan cansado que será en lo que menos vas a pensar. Siento que a mí me salvó la vida porque me mantuvo siempre en el campo y estudiando.

El programa 'Mírate y Sé Feliz', en un orgullo para mí, pues en ese programa tenemos pacientes comunes y corrientes, amas de casa, muchachas, pacientes que necesitan una cirugía estética, pero no tienen el dinero para lograrlo. Muchas de ellas son mamás solteras; otras tienen traumas por una herida malhecha; algunas de estas, por muchas estrías que las acomplejan, etc. Nosotros hacemos un filtro psicológico para ver que sean pacientes aptas para tener el procedimiento que necesitan. Yo no cobro honorarios por cirugía, porque ya Dios me ha dado demasiado, me ha brindado demasiado, me dio más de lo que nunca esperé tener en mi vida, entonces sería como avaricioso o codicioso cobrar por un don que él me dio y que está en mis manos. Por eso, lo que yo hago es ofrecerle ese don a Dios, a mi Dios, y lo hago en nombre y gloria suya, lo cual nos ha llevado a tener excelentes resultados.

Me considero una persona muy bromista y un hombre de gustos sencillos. Mis *hobbies* son el futbol americano. Gracias a eso, tengo un equipo de americano genial. Me encanta ver a los niños felices practicando este deporte que tanto me apasiona. También me gusta mucho el box como deporte y disciplina. Igual disfruto mucho del cine; mis actores favoritos son Al Pacino, Roberto Benigni, Robert De Niro, por lo que entre mis películas favoritas están *La vida es bella*, *El Padrino* y *El tigre en la nieve*.

Soy padre de dos hijas, con las cuales disfruto mucho jugar cartas, viajar y echar chisme. Me encanta el trabajo de quirófano, el operar a las pacientes, el ver su sonrisa cuando ven los resultados. Notar el cambio de actitud ante la vida, que esos resultados logran en ellas, es algo que me llena de mucho orgullo.

Me gusta disfrutar de un buen vino y también me gusta la comida; mi platillo favorito es el pozole, mexicano al cien por ciento, a fin de cuentas. Me gusta mucho la música, mis artistas favoritos son Frank Sinatra, Andrea Bocelli, Luis Miguel y Romeo Santos. También soy *team* Karol G. Como puedes ver, me gusta el reguetón, el pop, las baladas y también le agregaría la música electrónica. También me gusta bailar salsa y bachata.

Soy divorciado. Tuve una excelente esposa, pero nos tuvimos que divorciar. Trato de ser un buen hijo, de llevarme muy bien con mis padres, con mi hermano. Como todo hombre con recursos, tengo pocos amigos; soy un poco solitario, pero soy un hombre feliz.

Tengo un perro que se llama Bruce, el cual es un rottweiler al que adoro, lo quiero muchísimo. Vivo una vida muy tranquila, en paz conmigo mismo y con Dios, por lo que espero que en mi libro encuentres algo que te ayude desde la esperanza y el ánimo para seguir siendo bella. Como dice nuestra fundación: ¡Mírate y sé feliz!

**Para poder ver las imágenes ilustrativas de este capítulo, escanea el código QR o visita la página web: https://10manerasdeserbellaynomorirenelintento.com*